AF654284

ऐसे पाएं मोटापे से मुक्ति

शशिकांत 'सदैव'

प्रभाकर प्रकाशन

इस पुस्तक का प्रकाशन एवं विक्रय इस शर्त पर किया जा रहा है कि प्रकाशक की लिखित पूर्वानुमति के बिना इस पुस्तक या इसके किसी भी अंश को न तो पुनः प्रकाशित किया जा सकता है और न ही किसी भी अन्य प्रकार से, किसी भी रूप में इसका व्यावसायिक उपयोग किया जा सकता है। यदि कोई व्यक्ति ऐसा करता है तो उसके विरुद्ध कानूनी कार्रवाई की जा सकती है।

ISBN: 978-81-94433-65-1
eISBN: 978-93-89851-05-2

© **प्रकाशकाधीन**

प्रकाशकः प्रभाकर प्रकाशन
प्लॉट नं.-55, मेन मदर डेयरी रोड
पांडव नगर, ईस्ट दिल्ली-110092
फोनः 011-40395855
व्हाट्स ऐपः +91 8447931000
ई-मेलः Sales@pharosbooks.in
वेबसाइटः www.pharosbooks.in
संस्करणः 2019
कवर डिज़ाइनः वीरेन्द्र सिंह भंडारी
इनर डिज़ाइनः सुरेन्द्र कुमार

ऐसे पाएं मोटापे से मुक्ति
लेखकः शशिकांत 'सदैव'

यह पुस्तक क्यों?

बदलती जीवन शैली और खान–पान के चलते मोटापा आज एक आम समस्या बन गया है, जिसके चलते न केवल हमारा स्वास्थ्य, बल्कि हमारा सौंदर्य व आत्मविश्वास भी प्रभावित होता है। इससे आज स्त्री–पुरुष ही नहीं बच्चे भी प्रभावित हैं। अत्यधिक मोटापा शरीर में न केवल कई तरह के अन्य रोग उत्पन्न करता है, बल्कि समाज में हास्यास्पद स्थिति तक पैदा कर देता है। वर्तमान समय में लगभग 30 प्रतिशत बच्चे और 25 प्रतिशत वयस्क मोटापे से ग्रस्त हैं। इसके कारण राष्ट्रीय स्वास्थ्य सर्वेक्षण को हर साल लगभग एक अरब पाउंड का खर्च उठाना पड़ रहा है। हमारे देश में भी मोटापा एक गहरी समस्या है, क्योंकि लगभग हर घर में एक व्यक्ति मोटापे से ग्रस्त है।

आज हर दूसरा आदमी अपने मोटापे या बढ़ते पेट को लेकर चिंतित है। कोई डायटिंग कर रहा है तो कोई जिम जा रहा है। सच तो यह है जब कोई डॉक्टर उन्हें यह बताता है कि उनके जोड़ों के दर्द, बी.पी., थायरॉइड एवं शुगर आदि जैसी बीमारियों का कारण उनका बढ़ता वजन है, तो वह व्यक्ति और ज्यादा चिंतित हो जाता है।

मोटापे का प्रभाव हमारे शरीर पर इतना पड़ता है कि हमारा व्यक्तित्व भी उससे प्रभावित हुए बिना नहीं रह पाता। यही मोटापा यदि हद से ज्यादा बढ़ जाए तो लोग आत्मघात की भी कोशिश करते देखे गए हैं। इतना ही नहीं प्रेम संबंध एवं विवाह जैसे रिश्तों को भी मोटापे

के कारण टूटते देखा गया है। आजकल तो पतले दिखना एक फैशन बन गया है। लोग कम समय में जल्दी-से-जल्दी पतले होना चाहते हैं, जिसके कारण वे कई तरह की दवाइयों व सर्जरियों का प्रयोग करते हैं। इन सब शॉर्टकट का नतीजा यह होता है कि जातक लाभ के चक्कर में कई अन्य बीमारियों या कष्टों से घिर जाता है, जिनका दुष्प्रभाव वर्तमान में भले ही न दिखे, लेकिन भविष्य में प्रकट हो सकता है।

यह सच है कि मोटापे के प्रति लापरवाही या नजरअंदाजगी हमें मधुमेह, उच्च कोलेस्ट्रॉल, उच्च रक्तचाप, दिल की बीमारी, नींद, अस्थमा, पित्त पथरी, बांझपन, कैंसर, पित्ताशय का रोग, ऑस्टियोआर्थराइटिस आदि से ग्रसित कर सकती है, परंतु यदि हम सतर्क रहें व धैर्य रखते हुए इससे धीरे-धीरे निपटें तो संभव है हमें इससे छुटकारा मिल जाए। दरअसल मोटापे की समस्या को जितना गंभीर बना दिया गया है, यह उतनी गंभीर है नहीं, यदि हम थोड़ा सा सतर्क रहें। मोटापे की समस्या आमतौर पर तब होती है, जब कोई व्यक्ति भोजन को या वसा को आवश्यक मात्रा से ज्यादा खाए और पर्याप्त शारीरिक गतिविधि न करे। इसके अलावा मोटापे की समस्या विरासत में भी मिली हो सकती है तथा कुछ अन्य कारणों से भी हो सकती है।

मोटापे से बचने व इसको कम करने के लिए, आज इसका अच्छा खासा बाजार खड़ा हो गया है जिसकी कीमत भी बहुत है और दुष्परिणाम भी। यह पुस्तक इन सबसे बचने का एक सरल उपाय है जो न केवल आपके मोटापे व मोटापे से संबंधित रोगों पर प्रकाश डालती है बल्कि आपको कई घरेलू व प्राकृतिक उपायों से भी जोड़ती है। धीरे-धीरे बिना डॉक्टर की मदद से और बिना जिम जाए कैसे मोटापा कम करे, इस बारे में विस्तारपूर्वक समझाती है।

विशेष : यूं तो इस पुस्तक में दिए गए सभी उपाय व नुस्खे संबंधित डॉक्टरों व विशेषज्ञों से बातचीत पर आधारित हैं, परंतु फिर भी इन्हें उपयोग में लेने से पहले अपने निजी चिकित्सक से अवश्य पूछ लें।

शीर्ष स्वाति देव

विषय-सूची

❖

क्यों होता है मोटापा?

मानव शरीर एक मशीन है, यह उस कार की तरह है जिसका इंजन बंद नहीं किया जा सकता। दिल यूं ही धड़केगा, फेफड़े फैलेंगे, रक्त का प्रवाह रहेगा, आंतें भोजन पचाती रहेंगी और गुर्दे अपना काम करते रहेंगे। अगर आप अपने हाथ-पांव हिलाना चाहें तो उनकी मांसपेशियों के साथ-साथ दूसरी मांसपेशियों की कोशिकाएं भी हरकत में आ जाएंगी। इन सब गतिविधियों के लिए ऊर्जा चाहिए, जैसे कार को पेट्रोल चाहिए। यह ऊर्जा हमें भोजन से मिलती है।

मोटापे के कारण

आज की भागदौड़ भरी जिंदगी में अनियमित खान-पान, अत्यधिक काम, सोने के समय में बदलाव व फास्ट फूड्स के ज्यादा उपयोग की वजह से लोग मोटापे का शिकार हो रहे हैं। उनके शरीर के अंदर अत्यधिक चर्बी जमा हो रही है। शरीर में आवश्यकता से अधिक चर्बी को ही मोटापा कहते हैं। मोटापा होने के कई कारण होते हैं। क्या हैं वो कारण, आइए जानते हैं।

कैलोरी नियंत्रण

दिमाग में हाइपोथैलेमस क्षेत्र भूख पर नियंत्रण रखता है। वहीं से भूख लगने का संदेश आता है और कुछ खाने की इच्छा होने लगती है। दिमाग का एक दूसरा हिस्सा भूख की इच्छा को हम तक पहुंचाता है। इसे तृप्ति केन्द्र कहते हैं। इसके नष्ट होने से रोगी बहुत भोजन करता है और मोटा हो जाता है। सिर में चोट की वजह से अगर हाइपोथैलेमस को नुकसान पहुंचे तो भी मोटापा हो सकता है, क्योंकि इससे भूख लगने या न लगने का पता नहीं चल पाएगा। प्लाज्मा ग्लूकोज या इंसुलिन तृप्ति केन्द्र को सक्रिय कर सकता है।

जब हम जरूरत से ज्यादा ऊर्जा/कैलोरी लेने लगते हैं तो अतिरिक्त कैलोरी शरीर के ऊत्तकों में जमा होने लगती है। अगर यही संतुलन लंबे समय तक बिगड़ा रहे तो मोटापा आ जाता है।

1. अधिक वजन का कारण कैलोरीज भोजन के रूप में खाने एवं कैलोरीज शक्ति के रूप में खर्च करने के अनुपात में असंतुलन होने के कारण होता है।
2. कैलोरी, शक्ति (एनर्जी) की नाप है, जो कि खाद्य पदार्थों की मात्रा पर निर्भर करती है। यह शक्ति या तो शरीर की सामान्य आंतरिक क्रियाओं के काम आती है या दैनिक शारीरिक क्रियाओं के लिए उपयोग की जाती है।
3. जो कैलोरी उपर्युक्त दोनों क्रियाओं में काम नहीं आती, वह वसा में बदल जाती है, जो कि शरीर में वसा या वसा-संचित तंतु के रूप में इकट्ठी होती रहती है। लगभग 3500 कैलोरी से एक पौंड (लगभग आधा किलो) वजन बढ़ता है।

खान-पान व्यवहार

किसी व्यक्ति के खान-पान की आदतें मोटापे का कारण बन सकती हैं।

1. लगातार वसायुक्त भोजन करना।
2. दोनों समय के भोजन के बीच भी लगातार कुछ खाना मोटापे का कारण है।
3. कई लोग भोजन चबाकर खाने की बजाय जल्दी-जल्दी खाते हैं, इस तरह वे भोजन की अधिक मात्रा खा जाते हैं।
4. कई व्यक्ति केवल भूख होने पर खाने की बजाय भोजन का समय आते ही या स्वादिष्ट भोजन देखते ही खाने लगते हैं।
5. घर में खाना पकाते समय महिलाएं तथा रसोईघर में काम करने वाले पुरुष भी ज्यादा भोजन खा जाते हैं और मोटापे का शिकार होते हैं।
6. लंच लेने वाले व्यक्ति भी वसायुक्त भोजन के कारण मोटे हो जाते हैं।

7. जो लोग बचा हुआ खाना फेंकने के पक्ष में नहीं होते, वे भी ज्यादा खा-खाकर मोटे हो जाते हैं।

मनोवैज्ञानिक कारण

कई लोग तनाव, निराशा या उत्तेजना के कारण भी ज्यादा भोजन करने लगते हैं।

सामाजिक-सांस्कृतिक कारण

1. समृद्धि एवं सभ्यता-विकसित तथा समृद्ध देशों के उच्च वर्ग में मोटापा एक आम बीमारी है। उनके पास रुपये की कमी नहीं जिसके बल पर वे बढ़िया-से-बढ़िया खाद्य पदार्थ जरूरत से ज्यादा खाते हैं। सभ्यता के विकास ने बाजार में भी स्वादिष्ट व्यंजनों की बाढ़ सी ला दी है।
2. दावतें तथा सामाजिकता-सामाजिक दायरे में अपनी शान बनाए रखने के चक्कर में कई लोग 'पार्टी पर्सन' बनकर गरिष्ठ भोजन खाने लगते हैं।
4. विवाह से पहले तथा बाद में अच्छा तथा आकर्षक व्यक्तित्व बनाने के लिए लोग अपने रख-रखाव और वजन पर पूरा ध्यान देते हैं, परन्तु विवाह के बाद वे इन बातों की कतई परवाह नहीं करते।

हार्मोनल कारण

हाइपोथायरॉइडिज्म, हाइपोगोनाडिज्म और कुकिंग सिंड्रोम में मोटापा पाया जाता है। गर्भावस्था और मेनोपॉज के दौरान भी मोटापा पाया जाता है।

खर्च पर नियंत्रण

ऊर्जा के खर्च के तीन मुख्य अंग हैं :-

1. बी.एम.आर (बेसल मेटाबॉलिक रेट) सारे दिन के ऊर्जा व्यय का 60 से 75 प्रतिशत होता है। शरीर की कोशिकाओं तथा तापमान के रख-रखाव के लिए यह ऊर्जा जरूरी है। यदि आप तीन बॉडी मास में से कुल वसा घटा दें तो आपको बी.एम.आर मिल जाएगा। यही कारण है कि पुरुष महिलाओं की तुलना में अधिक ऊर्जा व्यय करते हैं। यही कारण है कि मोटे व्यक्तियों का बी.एम.आर भी पतले व्यक्ति की तुलना में कम होता है।
2. भोजन के बाद धार्मिक प्रभाव के (थर्मोजिनेसिस) कारण मेटाबोलिक दर बढ़ जाती है। पाचन, घुलन, चयापचय में इस ऊर्जा का 75 प्रतिशत भाग व्यय हो जाता है।

3. व्यायाम-मोटापे में किए गए काम के आधार पर ऊर्जा के खर्च में अंतर आ सकता है। पतले व्यक्तियों की तुलना में मोटे व्यक्तियों का (बी.एम.आर) भी कसरत के समय बढ़ जाता है। कई आरामदायक जीवनशैली जीने वाले व्यायाम के बाद भी पूरी ऊर्जा व्यय नहीं कर पाते, क्योंकि उनके दैनिक कार्यों की सूची न के बराबर होती है।

परंपरागत

यह एक वंश परंपरागत रोग है। अगर माता-पिता मोटे हैं तो बच्चे भी मोटे हो सकते हैं। अगर माता-पिता दोनों मोटे हैं तो बच्चे में मोटापे की 80 प्रतिशत संभावना होती है। यदि माता-पिता में कोई एक मोटा है तो यह संभावना 7 प्रतिशत रह जाती है। खान-पान की आदतें ही इसका प्रमुख कारण हैं। बच्चे भी अपने माता-पिता के खान-पान की आदतें अपना लेते हैं और बड़े होने पर भी उनकी आदतों में कोई बदलाव नहीं आता।

शराब

इससे भी मोटापा हो सकता है। एक पैग शराब से 70-80 कैलोरी मिलती है। तले-भुने चिप्स, बादाम व काजू के साथ इसे लेने से कैलोरी और भी बढ़ जाती है। अगर केवल शराब ही ली जाए तो भी मोटापा बढ़ते देर नहीं लगती। बीयर पीने से भी मोटापा आ सकता है। तोंद निकल सकती है।

मोटापे के अन्य कारण

- कुछ लोगों में व्यायाम का अभाव ही मोटापे का कारण होता है। टेबल-कुर्सी पर बैठकर काम करना, स्कूटर-कार में चलना, देर रात तक टी.वी. देखना और प्रातःकाल देर से उठना आदि ऐसे कारण हैं, जो अनायास ही मोटापे को बढ़ावा देते हैं।
- इसी प्रकार घरों में पड़ी रहने वाली महिलाएं, ताश खेलते समय, सहेलियों के संग या घर में बोरियत दूर करने के लिए कुछ-न-कुछ बनाकर खाती रहती हैं, जो शरीर की आवश्यकता से अधिक होता है। नतीजन मोटापा बढ़ता है। कुछ लोगों को सुबह-शाम पराठे व तली चीजें ही खानी होती हैं, कुछ लोग पार्टियों में जाते ही खाने के लिए टूट पड़ते हैं। ऐसे में मोटापा बढ़ता ही जाता है।
- शोधों से पता चलता है कि इंटीरियर पिट्यूटरी ग्रंथि की कम क्रियाशीलता के कारण मीठी वस्तुएं खाने की इच्छा में वृद्धि हो जाती है। थायरॉइड ग्रंथि की अधिक सक्रियता की अवस्था में प्रोटीन का ग्लूकोज में परिवर्तन अधिक मात्रा में होने लगता है जिससे मोटापा बढ़ता है। यौन ग्रंथियों में गड़बड़ी के कारण भी मोटापा बढ़ना शुरू हो जाता है। इसकी वजह भावनात्मक भी होती है। अध्ययन बताते हैं कि तनाव, हताशा, चिंता आदि

से ग्रस्त व्यक्ति को न्यूलीविया (बहुत अधिक भूख लगना) या एनोरेक्सिया या नर्वोसा (भावनात्मक कारणों से भूख का एकदम खत्म हो जाना) के बाद झूठी भूख जैसे रोग लग जाते हैं और वह अधिक खाने लगता है। मोटे लोग, भोजन के रूप में सजावट, सुगंध से आकर्षित होकर भी खाने लगते हैं।

- महिलाओं में लगातार गर्भ निरोधक गोलियों का सेवन थायरॉइड ग्रंथि की गड़बड़ियों के कारण हार्मोन स्राव में आए असंतुलन की वजह से मोटापा बढ़ जाता है। ऐसे मामलों में शरीर का निचला भाग, कमर, पेट, कूल्हे आदि पर चर्बी जमने लगती है और शरीर बेडौल हो जाता है।

मोटापे से होने वाली जटिलताएं

अगर आपका वजन ज्यादा है तो आप हृदय रोग, लकवा, मधुमेह, कैंसर, गठिया और गॉल ब्लेडर जैसे रोगों के शिकार हो सकते हैं। जैसे-जैसे वजन बढ़ता जाएगा, सेहत बिगड़ती चली जाएगी।

1. **हृदय रोग तथा लकवा**- हृदय रोग तथा लकवा पुरुष और महिलाओं में मृत्यु व अपंगता का प्रमुख कारण है। कोलेस्ट्रॉल और ट्राइग्लिसरॉइड का बढ़ा हुआ स्तर हृदय रोग पैदा कर सकता है। यह अधिक वजन से भी संबंध रखता है। इस कारण 'एंजाइना' भी हो सकता है तथा इससे मौत भी हो सकती है। दिमाग की धमनियों में वसा के जमाव से रक्त के थक्के बन सकते हैं जिससे लकवा भी हो सकता है।
2. **मधुमेह-टाइप-2**- मोटापा विशेष रूप से टाइप-2 के मधुमेह के खतरे को बढ़ाता है, जहां शरीर पर्याप्त इंसुलिन की मात्रा को पैदा करने और उसका प्रयोग करने में असमर्थ रहता है। अगर आपको मधुमेह है तो वजन घटाएं। अगर आप मधुमेह की दवाएं ले रहे हैं तो शारीरिक गतिविधियां बढ़ाएं, ताकि दवा की खुराक घटाई जा सके।
3. **ऑस्टियोआर्थराइटिस**- यह आपके घुटनों, नितंबों और पीठ के निचले हिस्से को प्रभावित करता है। अधिक भार से इन जोड़ों पर दबाव बढ़ता है। इससे आपकी ऊंचाई भी कम हो सकती है।
4. **श्वास-संबंधी समस्याएं**- यह एक गंभीर रोग हो सकता है। ऐसे व्यक्ति सोते समय सांस नहीं ले पाते। वे जोर-जोर से खर्राटे भरते हैं। वजन घटाकर इस समस्या से छुटकारा पाया जा सकता है। मोटे लोगों को श्वास लेने में अधिक कठिनाई होती है, अत: उनके शरीर में ऑक्सीजन जाने की मात्रा कम होती है।
5. **कैंसर**- मोटापे से कई तरह के कैंसर, जैसे-महिलाओं में गर्भाशय, ओवरी, स्तन और गॉल ब्लेडर का कैंसर हो सकता है। पुरुष भी कैंसर की गिरफ्त से बच नहीं पाते। मोटे पुरुषों में बृहदांत्र (कोलन) के कैंसर का खतरा अधिक होता है।

6. **गठिया**- खून में यूरिक एसिड ज्यादा होने से गठिया हो जाता है। कई बार यूरिक एसिड गांठों में जमा हो जाता है और गठिया बन जाता है। मोटे लोगों में इसका खतरा ज्यादा होता है। मोटी महिलाओं में पुरुषों की तुलना में गठिया और जोड़ों में दर्द का खतरा अधिक होता है।

7. **गॉल स्टोंस (पथरी)**- गॉल ब्लेडर में कोलेस्ट्रॉल ठोस रूप में जमा होकर पथरी बन जाता है। मोटापा बढ़ने से रोग और भी बिगड़ जाता है।

8. **अकाल मृत्यु**- मोटे लोग सामान्य वजन वाले लोगों की अपेक्षा जल्दी मरते हैं।

9. **उच्च रक्तचाप**- साधारण लोगों की तुलना में मोटे लोगों में उच्च रक्तचाप एवं हृदय रोग होने की संभावना ज्यादा होती है। वजन बढ़ने से ऊतकों में वसा जमा हो जाती है। इन्हें अधिक मात्रा में ऑक्सीजन की जरूरत होती है और इस कमी की पूर्ति को पूरा करने के लिए शरीर में रक्त प्रवाह तेज हो जाता है, जिससे धमनियों की दीवारों पर दबाव बढ़ता है और रक्तचाप उच्च हो जाता है।

10. **पित्ताशय के रोग**- पुरुषों और महिलाओं दोनों में मोटापे का सीधा सहसंबंध इस बीमारी के साथ है। फिर भी, महिलाओं में पुरुषों की तुलना में पित्ताशय की समस्याएं बढ़ने का जोखिम अधिक होता है।

सौंदर्य का शत्रु है मोटापा

मोटापा मनुष्य के लिए एक ऐसा अभिशाप है, जो शरीर के आकार को बिगाड़कर उसके भिन्न-भिन्न अंगों के पारस्परिक अनुपात को बिगाड़ देता है। इसलिए यह शारीरिक सौंदर्य का शत्रु है, क्योंकि यह सभी जानते हैं कि शारीरिक सौंदर्य शरीर के भिन्न-भिन्न अंगों की बनावट, आकार-प्रकार तथा परस्पर अनुपात पर निर्भर करता है।

शरीर के अतिरिक्त दिमागी शक्ति भी दुर्बल हो जाती है, फलस्वरूप सोचने-समझने की क्षमता भी अधिक क्रियाशील नहीं रह जाती। अधिक मोटापे के कारण यदि शरीर बहुत बेडौल हो जाए तो लोग देखकर हंसते हैं और उपहास करने लगते हैं। इससे मन में झेंप और झिझक के कारण कुंठा उत्पन्न हो जाती है। फलतः शारीरिक सौंदर्य जाता रहता है।

मोटापे से जुड़ी अन्य बातें

- मोटापा तथा अधिक वजन में फर्क है। भारी हड्डी तथा भारी मांसपेशियों के कारण कोई भी व्यक्ति वजन वाला हो सकता है। लेकिन ऐसा व्यक्ति मोटा नहीं कहा जाता। इसके विपरीत यदि शरीर में अधिक चर्बी हो तथा मांसपेशियां दुर्बल हों तो व्यक्ति मोटा कहलाएगा।

- शरीर विज्ञान के अनुसार एक व्यस्क पुरुष के शरीर में उसके कुल वजन (स्टैंडर्ड वेट)की 15 से 20 प्रतिशत तक चर्बी होनी चाहिए। इससे अधिक मात्रा में चर्बी का होना मोटापा कहा जाता है और वह स्वास्थ्य के लिए किसी भी प्रकार से फायदेमंद नहीं होता। हमारा वजन हमारी लंबाई व उम्र के अनुसार जितना होना चाहिए, अगर उससे 20 प्रतिशत भी ज्यादा है तो वह हमारे स्वास्थ्य के लिए खतरनाक है।
- उदाहरण के तौर पर एक 5 फुट 6 इंच लंबे (165 से.मी.) व्यक्ति का वजन 55 से 60 कि.ग्राम. के बीच होना चाहिए। अगर उसका वजन 70 कि.ग्राम. या उससे अधिक है तो निश्चय ही वह उसके स्वास्थ्य के लिए नुकसानदायक है।

क्या आप मोटापे से परेशान हैं

मोटापे की व्याख्या

मोटापा मूलभूत रूप से उपापचय की गड़बड़ी की स्थिति है। यह तब होता है, जब हमारे शरीर में आहार और ऊर्जा के व्यय का असंतुलन हो। मोटापे के खतरों के प्रति बढ़ती जागरूकता के बावजूद भी इसका स्तर बढ़ रहा है। इसका प्रमुख कारण हमारी संस्कृति और जीवन शैली में तेजी से आया बदलाव है।

मोटापा दो तरह का होता है- चिरकालिक और घटता-बढ़ता। ज्यादातर अधिक वजन वाले व्यक्ति घटते-बढ़ते मोटापे वाली श्रेणी में आते हैं, क्योंकि उनकी प्रवृत्ति समय-समय पर वजन बढ़ने और घटने की होती है। चिरकालिक मोटापे की स्थिति में व्यक्ति बहुत अधिक मोटे होते हैं और समय के साथ उनका वजन और अधिक बढ़ता रहता है। अधिक वजन वाले व्यक्ति को वजन घटाने में मदद करना आसान है, लेकिन एक मोटे व्यक्ति को इसके लिए कड़ी मेहनत करनी होगी, क्योंकि उसका शरीर अधिक वजन का आदी हो चुका है।

मोटापे की परिभाषा

मोटापा, अवसाद और अकर्मण्यता की मानसिक स्थिति है- जो शरीर के भीतर ली जाने वाली और व्यय करने वाली ऊर्जा के बीच असंतुलन पैदा करती है, जिससे सारे शरीर का अथवा सीमित भागों पर ही वजन बढ़ता है।

शरीर में वसा के जमा होने की प्रकृति के अनुसार मोटापा विभिन्न प्रकार का होता है।

सुव्यवस्थित मोटापा

ऐसे मामलों में वसा सारे शरीर में फैली होती है।

गायनॉइड मोटापा

ऐसे मामलों में वसा अधिकतर शरीर के निचले भागों- कूल्हे और श्रोणी क्षेत्र में जमा होती है। यह महिलाओं में बहुत प्रमुख है।

आंतरिक मोटापा

ऐसे मामलों में वसा अंदरूनी अंगों जैसे कि पेट की आंतों में जमा हो जाती है। वसा बाहर से दिखाई नहीं देती और उच्च दीर्घ-अवधि चिकित्सा का जोखिम इसमें रहता है।

एंड्रॉयड मोटापा

ऐसे मामलों में वसा की जमावट पेट के बाहरी हिस्से में अधिक होती है। यह प्रमुख रूप से पुरुषों में होता है और सामान्यतः खतरनाक होता है।

❖

मोटापे से मुक्ति के उपाय

मोटापा न केवल एक रोग है बल्कि अनेक रोगों के जन्म का कारण भी है। इसलिए यह बहुत ही आवश्यक है कि मोटापे को जल्द-से-जल्द दूर कर लिया जाए, अन्यथा मोटापा व्यक्ति के बाहरी व्यक्तित्व को न केवल बेडौल बनाकर उसके आत्मविश्वास को कम करता है बल्कि व्यक्ति को रोगी भी बना देता है।

मोटापा शब्द ध्यान में आते ही एक अजीब-सा व्यक्तित्व आंखों के सामने आने लगता है, एक ऐसा व्यक्तित्व जिस पर न कोई कपड़ा जंचता हो और न ही कोई नया फैशन, एक थुलथुल-सा भद्दा लगने वाला व्यक्तित्व। ऐसे व्यक्तित्व का मालिक होना शायद ही कोई पसंद करता हो पर आज की कड़वी सच्चाई यही है कि आज संपूर्ण विश्व की एक तिहाई जनसंख्या मोटापे से ग्रसित है। सरल शब्दों में मोटापा आज एक समस्या नहीं बल्कि भयंकर रोग है। इस रोग से छुटकारा पाने के ढेरों उपाय भी हैं, परंतु जरूरी है कि आप समय रहते उनको अपनाना भी शुरू कर दें।

1. व्यायाम तथा योग

- मोटापा कम करना चाहते हैं तो व्यायाम एवं योग से बेहतर विकल्प कोई अन्य नहीं है। नियमित रूप से किया गया व्यायाम न केवल मोटापा कम करता है बल्कि चेहरे पर एक अलग ही आभा प्रदान करता है।

- व्यायाम में वेट लिफ्टिंग से लेकर दौड़ना भी शामिल होता है, साथ ही विभिन्न तरीके के योगासन भी लाभकारी भूमिका निभाते हैं। डांस व ऐरोबिक्स भी व्यायाम की श्रेणी में ही आते हैं। व्यायाम के लिए सर्वाधिक जरूरी है कि व्यायाम करने का एक वक्त तय करें व उस वक्त पर नियमित रूप से व्यायाम करें। इससे मोटापा निश्चित रूप से कम होता है। सूर्य नमस्कार व प्राणायाम वो योग-क्रियाएं हैं जिनसे मोटापा न केवल दूर होता है बल्कि दोबारा नहीं आता।

2. सर्जरी

- वजन घटाने के लिए सर्जरी की सलाह डॉक्टर द्वारा ऐसे लोगों को दी जाती है, जो जरूरत से ज्यादा मोटे हैं व अन्य सभी उपचारों से उनको कोई भी लाभ नहीं मिला है। इससे मोटापा काफी जल्दी, काफी हद तक व काफी लंबे समय तक दूर किया जा सकता है। वजन घटाने की सर्जरी में लैप्रोस्कॉपिक सर्जरी, वर्टिकली बैंडेड, गैस्ट्रोप्लास्टी आदि प्रमुख हैं।
- लाइपोसक्शन भी एक प्रकार की सर्जरी है जिससे शरीर के विभिन्न भागों से अतिरिक्त चर्बी को हटाया जाता है। जैसे- पेट, गर्दन, जांघ, कमर, पीठ आदि।

यद्यपि इस प्रक्रिया से मोटापा सर्जरी के द्वारा दूर किया जा सकता है, परन्तु यह प्रक्रिया खतरों से भरी है। इसमें सर्जरी द्वारा चर्बी निकालते वक्त अनेक बार घातक परिणाम भी सामने आ जाते हैं। अतः इस विधि का प्रयोग बहुत ही सावधानी से व किसी कुशल चिकित्सक द्वारा ही करवाना चाहिए, अन्यथा जान भी जोखिम में आ सकती है।

3. एंटीओबीसिटी ड्रग्स

मोटापा दूर करने के लिए बाजार में अनेक दवाएं मिलती हैं। ये सभी दवाएं मोटापा कम करने का दावा करती हैं। इन दवाओं की खास बात यह होती है कि इनसे शरीर में भोजन की कमी कम महसूस होती है और पेट हर वक्त भरा-भरा सा लगता है जिसके कारण व्यक्ति कम-से-कम खाना खाता है। इन दवाओं की खासियत यह भी होती है कि इनमें कैलोरी बहुत कम मात्रा में होती है। यह वसा को तेजी से खत्म करने में मदद करती है। एक समय था जबकि स्लिमिंग पिल्स को प्रयोग में लाने वालों की लंबी कतार लगी होती थी, परन्तु आज इसके साइड व आफ्टर इफेक्ट को देखते हुए लोग इनका प्रयोग न के बराबर करने लगे हैं।

4. स्लिमिंग बेल्ट

- स्लिमिंग बेल्ट या फैट को कम करने का दावा करने वाले अनेक डिवाइस बाजार में उपलब्ध हैं। इन सभी का कहना है कि ये सभी यंत्र बिना किसी साइड इफेक्ट के फैट

कम कर देते हैं। इस बेल्ट व अन्य डिवाइसों का काम इतना ही है कि इनका प्रयोग करने से प्रयोगकर्ता के शरीर से पानी बहुत ज्यादा निकलता है, जिससे वसा को कम करने, सेल्युलॉइड को हटाने, पेशियों के दर्द को दूर करने में मदद मिलती है। यह बेल्ट हीट का काम करती है। स्लिमिंग बेल्ट भी दो तरह की होती है, जिसमें से एक त्वचा के ताप को बढ़ाकर पसीना बाहर निकालती है और दूसरी त्वचा में ताप प्रवाहित करके पसीना बाहर निकालती है। इसमें दोनों ही तरह से वजन कम होता है।

यद्यपि यह पूर्ण सुरक्षित है, परन्तु फिर भी इसका प्रयोग डॉक्टरी सलाह पर ही करना चाहिए।

5. बिहेवियरल थैरेपी

- बिहेवियरल थैरेपी में मरीज की खान-पान की आदतों पर ध्यान दिया जाता है, उन्हें तले-भुने मसालेयुक्त भोजन की जगह कम तला-भुना हेल्दी फूड खाने की सलाह दी जाती है। इसमें डाइट मेंटेन करने के लिए एक डायरी बनाई जाती है।
- इस थैरेपी में खुद पर काबू रखने के लिए ज्यादा जोर दिया जाता है।

W.H.O के अनुसार

अब प्रश्न यह भी उठता है कि महिलाएं ज्यादा मोटी होती हैं या पुरुष? इस बारे में यही कहा जाएगा कि भारत में लगभग 12.1 प्रतिशत लोग मोटे हैं जिसमें से 14 प्रतिशत पुरुष व 16 प्रतिशत महिलाएं हैं। विश्व स्वास्थ्य संगठन के अनुसार एशिया के लोगों में मोटापा तेजी से फैल रहा है। महिलाओं में निरंतर मोटापा बढ़ने की वजह है, लगातार शारीरिक कार्यों की कमी का होना। घर के सभी कार्य मशीनों से होने के कारण जो ऊर्जा पसीने के रूप में शरीर से निकलती थी वह अब खत्म हो गई है और साथ ही महिलाएं भावुकतावश अधिक खातीं हैं, यह भी उनका वजन बढ़ाने के लिए जिम्मेदार कारक है।

पुरुषों में भी श्रमहीनता ही अधिक फैट का कारण बनी है तथा बच्चों में निरंतर जंक फूड की तरफ झुकाव मोटापे का कारण है। कारण चाहे कोई भी हो मोटापा स्त्री, पुरुष, बच्चों सभी के लिए हानिकारक है।

उपरोक्त सभी उपायों के अतिरिक्त निम्न घरेलू उपायों द्वारा भी मोटापे को काफी हद तक कम किया जा सकता है।

- साधारण पानी की जगह गुनगुना पानी पिएं।
- चाय हमेशा अदरक वाली पिएं, क्योंकि अदरक चर्बी को कम करता है।

- सलाद में प्याज व टमाटर के साथ कच्ची बंदगोभी खाएं, क्योंकि पत्तागोभी वसा बनने की प्रक्रिया को धीमा कर देती है।
- सुबह खाली पेट एक चम्मच शहद व एक चम्मच नींबू का रस गुनगुने पानी में लें।
- काली मिर्च भी फैट फ्री करती है।

अक्सर मोटे लोगों के मन में एक ही विचार आता है कि अब हम मोटे हो गए हैं। अब हमारा पतला होना संभव नहीं है तो उनके लिए तो बस इतना ही कहा जा सकता है कि जहां चाह होती हैं, वहां राह भी अवश्य ही निकल आती है।

❖

बढ़ता वजन और बढ़ते सवाल

मोटापा जहां आपकी पर्सनैलिटी यानी व्यक्तित्व को प्रभावित करता है, वहीं यह कई सारी बीमारियों का आधार भी बनता है। व्यक्ति चाहे स्त्री हो या पुरुष, वह अपने आपको मोटापे की गिरफ्त में पाता है तो कई सवाल उसके दिमाग में घूमने लगते हैं। यह सवाल और चिंताएं उसने आस-पास के लोगों से सुनी होती हैं, पर वह इन नुस्खों को अपनाने से परहेज ही करता है। आइए जानते हैं क्या हैं उसकी चिंताएं और क्या हैं इनके असली जवाब।

तनाव जनित भोजन

तनाव के क्षणों में लोग अधिक मिर्च-मसालेयुक्त तीखा व कैलोरीयुक्त भोजन करना पसंद करते हैं। यह उनकी भूख के साथ-साथ भावनात्मक अस्थिरता भी मिटाता है। भावुक तथा तनावग्रस्त इसकी चपेट में आकर मोटापे को बुलावा दे बैठते हैं। इस आदत से बचना चाहिए। यदि इच्छा पर काबू न पाया जा सके तो जूस या लो कैलोरी खाद्य पदार्थ ले सकते हैं। ध्यान भी सहायक हो सकता है।

वजन कैसे घटाएं?

प्रतिमाह 2–3 किलो वजन घटाने का लक्ष्य रख सकते हैं। ज्यादा वजन घटाने से कमजोरी आ सकती है। अगर किसी का वजन चार से छः किलो ज्यादा है तो उसके लिए एक माह में एक किलो वजन घटाना पर्याप्त है। एक महीने में सीधा दस किलो वजन घटाने की योजना न बनाएं। शुरू में तो आप इसे निभा लेंगे पर बाद में मनोवैज्ञानिक तनाव घेर लेगा।

वजन घटाने के लिए न छोड़ें भोजन

भोजन न करने से कैलोरी की मात्रा कम होगी और आपका वजन घटेगा, लेकिन इससे आपकी ब्लड शुगर भी कम हो जाएगी। फिर तेज भूख लगने से आप सारी सीमाएं तोड़कर बहुत–सा भोजन कर लेंगे। अध्ययन से पता चलता है कि नाश्ता करने वालों की तुलना में नाश्ता न करने वाले व्यक्ति अधिक मोटे पाए गए। कई बार भोजन न करने से गैस की बीमारियां भी हो जाती हैं, इसलिए वजन घटाने के लिए यही बेहतर है कि आप दिन में दो–तीन बार ज्यादा भोजन लेने की बजाय 4–5 बार में थोड़ा–थोड़ा भोजन लें, इससे ब्लड शुगर भी ठीक रहेगा और आपको भूख भी नहीं लगेगी।

वजन घटाने से नहीं होती कमजोरी

वजन घटाने से कोई कमजोरी महसूस नहीं होगी। यह एक मनोवैज्ञानिक कारण है। कई बार लोग वजन घटाते हैं तो दूसरे बातें बनाने लगते हैं, जिससे व्यक्ति को कमजोरी महसूस होने लगती है। पतले होने पर भी उनमें बहुत शक्ति होती है। कई बार जब खनिज और विटामिन की कमी पूरी किए बिना तेजी से वजन घटाया जाता है तो इससे कमजोरी महसूस हो सकती है। इस दशा में आप फल तथा सब्जियों के भरपूर सेवन से कमजोरी दूर कर सकते हैं।

एक घंटे में घटाएं एक किलो वजन

स्लिमिंग सेंटर में गतिविधियां बढ़ाकर कैलोरी घटा दी जाती है। पसीने के रूप में ग्राहक के शरीर से तरल पदार्थ निकल जाता है और उसका वजन एक किलो के करीब घट जाता है।

धूम्रपान से घटती है भूख

धूम्रपान करने से भूख कम होती है। कई लोग सोचते हैं कि भूख लगने पर सिगरेट पी लें तो भोजन करने की जरूरत नहीं पड़ेगी और उनका वजन घट जाएगा। पर वजन घटाने का यह तरीका अच्छा नहीं है। इससे हृदय रोग, फेफड़ों का कैंसर तथा दमा जैसी बीमारियां हो सकती हैं। भूख लगने पर कम कैलोरीयुक्त जूस व नाश्ता लेना चाहिए।

धूम्रपान छोड़ने पर भूख बढ़ जाती है

धूम्रपान छोड़ देने से प्रत्येक व्यक्ति का वजन नहीं बढ़ता। अगर आप पिछले दस-बीस सालों से प्रतिदिन सिगरेट का पूरा पैकेट पीते आ रहे हैं तो इसे छोड़ने पर आपका वजन बढ़ सकता है। ऐसी दशा में आप व्यायाम द्वारा अपना वजन बढ़ने से रोक सकते हैं।

कैलोरी की मात्रा तय करें

वजन घटना या बढ़ना कैलोरी पर ही निर्भर करता है। एक बार वजन घटाने के बाद आप कैलोरी की निश्चित मात्रा लें और सक्रिय जीवन बिताएं तो उस वजन को बरकरार रख सकते हैं।

ध्यान से घटाएं वजन

ध्यान की मदद से भी आपका वजन घट सकता है। जब कभी आप तनाव या परेशानी में घिर जाते हैं तो लो कैलोरी वाला भोजन आपकी भावनात्मक जरूरतों को पूरा नहीं कर पाता और आप मनचाहा भोजन (चाहे नुकसान ही क्यों न पहुंचाए) खाना शुरू कर देते हैं। ध्यान भावनात्मक मस्तिष्क को काबू में रखता है। व्यक्ति का विवेक बना रहता है। ध्यान रमाने से आपकी संकल्पशक्ति बढ़ेगी और अपनी भूख को सही रूप में नियंत्रित कर पाएंगे।

भूख दबाने वाली दवाओं का सेवन न करें

दिमाग के हाइपोथैलेमस क्षेत्र में क्षुधा केंद्र ही भूख को काबू रखता है। कुछ ऐसी दवाएं हैं जो भूख महसूस नहीं होने देतीं। यह दवाएं 'एनोरेक्सीऐंट' भी कहलाती हैं, इनका इस्तेमाल नहीं करना चाहिए, क्योंकि यह वजन घटाने के कृत्रिम साधन है। इनके अपने दुष्प्रभाव भी हैं। कुछ मामलों में इन्हें डॉक्टर की सलाह से ले सकते हैं। अगर कोई व्यक्ति लगातार कुछ खाता रहे और भूख पर काबू पाने में नाकाम रहे तो उसे यह दवाएं दी जा सकती है। सामान्यत: मोटापे के लिए इन दवाओं का इस्तेमाल नहीं करना चाहिए।

थायरॉइड बढ़ाता है मोटापा

थायरॉइड से भी मोटापा आ सकता है। थायरॉइड के साथ दो-दो समस्याएं जुड़ी हैं। पहली है हाइपरथायरॉइडिज्म जिसमें **T3** तथा **T4** हार्मोन कम मात्रा में बनते हैं। यह हार्मोन चयापचय की दर को सामान्य रखते हैं। हाइपरथायरॉइडिज्म के मरीजों की मेटाबॉलिक दर ऊंची हो जाती है, अत: उन्हें वजन घटाना चाहिए। हाइपोथायरॉइड के मरीजों की मेटाबॉलिक दर कम होती है, इसलिए उन्हें वजन बढ़ाना चाहिए। भोजन में आयोडीन की कमी होने से

थायरॉइड होता है। 13–15 वर्ष की किशोरियों का वजन भी घटने लगता है, परंतु इस स्थिति को संभाला जा सकता है।

एंटी थायरॉइड दवा के सेवन से घटता है वजन

हाइपोथायरॉइड में **T3** और **T4** हार्मोन के न बनने के कारण एंटी थायरॉइड दवाएं दी जा सकती हैं, जिससे रोगी के वजन में कमी आ सकती है। डॉक्टरी सलाह से रोगी एलटरोग्नि तथा थायरोनोर्म ले सकता है। अगर कोई मोटा व्यक्ति एंटी थायरॉइड दवाएं लेता है तो इसके अपने दुष्प्रभाव हैं। उसे इन्हें नहीं लेना चाहिए।

रेशेदार भोजन का करें सेवन

इस तरीके से आप अपना वजन घटा सकते हैं। भोजन में रेशे की मात्रा बढ़ाकर आप अपना वजन घटा पाते हैं, क्योंकि इनमें जीरो कैलोरी पाई जाती है। इनसे पेट भरा-भरा महसूस होता है, जिससे मोटा व्यक्ति अधिक नहीं खाता। फल तथा सब्जियों से हमें भरपूर रेशा मिलता है। आप उन्हें प्राकृतिक भोजन के रूप में ले सकते हैं। कई लोग पानी के साथ ईसबगोल की भूसी भी लेते हैं।

ताजे जूस या सूप का करें सेवन

आप इन्हें ले सकते हैं। इनमें भी अधिक कैलोरी नहीं पाई जाती, इनमें प्रिजर्वेटिव्स मिलाए जाते हैं, इसलिए सेहत के लिहाज से ताजा जूस या सूप ज्यादा फायदेमंद है।

आइसक्रीम से बढ़ता है वजन

आइसक्रीम पर पूरी तरह पाबंदी है। यह क्रीम से बनती है, जिसमें वसा होती है। उच्च कैलोरीयुक्त आइसक्रीम का सेवन वजन को और भी बढ़ा देगा।

चीनी का प्रयोग करें बंद

मोटे व्यक्तियों को चीनी से परहेज करना चाहिए, क्योंकि इसमें कैलोरी की मात्रा बहुत अधिक होती है। इसकी बजाय वे कृत्रिम मिठास का प्रयोग करें। यदि चीनी का इस्तेमाल करना ही पड़े तो बहुत कम मात्रा में लें।

बचें वचन घटाने की गलतफहमियों से

आज लोग अपने वजन को लेकर कुछ ज्यादा ही चिंतित रहने लगे हैं जिसकी वजह से वे कई गलतफहमियों का शिकार हो जाते हैं और उनका वजन घटने के बजाय बढ़ने लगता है। ऐसा न हो, जानिए ऐसी ही कुछ गलतफहमियों को।

गलतफहमी

कार्बोहाइड्रेट वजन बढ़ाता है।

वास्तविकता

कार्बोहाइड्रेट्स से आपका वजन तभी बढ़ता है, जब आप इसे बहुत ज्यादा मात्रा में खाते हैं। सीधा-सा हिसाब यह है कि आप शरीर की जरूरत से ज्यादा कैलोरी किसी भी रूप में लेंगे तो वह आपके वजन को बढ़ाएगा ही। रेस्टोरेंट वगैरह में ऑर्डर देने पर एक प्लेट के नाम पर जरूरत से ज्यादा भोजन आपके सामने परोस दिया जाता है। उसे पूरा खत्म करने के चक्कर में न पड़ें। जरूरत के मुताबिक ही खाएं।

गलतफहमी

अगर आप अपनी खुराक से फैट को पूरी तरह दूर रखें तो आप स्लिम हो सकते हैं।

वास्तविकता

आपको वजन घटाने के लिए थाली से फैट को पूरी तरह दूर रखने की जरूरत नहीं है। एक मॉडरेट फैट ईटिंग प्लान (सामान्य फैट खाने की योजना) आपको छरहरा बनाने में सहायक सिद्ध हो सकता है। यही नहीं, वजन घटाने के मामले में फैट बिल्कुल न खाने के बजाय सामान्य मात्रा में फैट खाना ज्यादा प्रभावी होता है। हॉवर्ड मेडिकल स्कूल के शोधकर्ताओं ने 100 लोगों को लो कैलोरी डाइट पर रखा। इनमें से आधे लोगों को उनकी दैनिक कैलोरी का 30 फीसदी भाग फैट से ग्रहण कराया गया और शेष आधे लोगों को 35 फीसदी फैट कैलोरी दी गई। छह महीने के बाद देखा गया कि उन सभी का वजन प्रतिव्यक्ति औसतन 10 पौंड कम हो गया, लेकिन 18 महीने के बाद एक अनोखी बात यह देखी गई कि जो लोग 35 फीसदी फैट कैलोरी लेते रहे थे, वे 30 फीसदी फैट-कैलोरी लेने वाले की अपेक्षा ज्यादा वजन घटाने में सफल रहे।

गलतफहमी

सेलेरी और गाजर जैसे खाद्य पदार्थ वजन घटाने में ज्यादा सहायक होते हैं, क्योंकि इनमें जो कैलोरी पाई जाती है, उससे ज्यादा कैलोरी तो इन्हें चबाने में ही खप जाती है।

वास्तविकता

आप जो कुछ भी खाते हैं, उस हर चीज में कैलोरी होती है। सिर्फ पानी ही ऐसी चीज है, जिसमें कैलोरी नहीं होती और न इसे पचाने में कैलोरी खर्च होती है, बल्कि यह खाई हुई दूसरी चीजों को पचाने में काम आता है। बहरहाल, यह सही है कि गाजर या सेलेरी एक उत्तम खाद्य-पदार्थ है। चूंकि ये चबाकर खाए जाते हैं, इसलिए ये फायदेमंद तो हैं ही, एक पूरी गाजर या सेलेरी में कैलोरी की संख्या भी बहुत कम यानी लगभग छह होती है।

गलतफहमी

स्त्रियां मासिक चक्र आने के पहले वाले एक सप्ताह में बहुत कम कैलोरी जलाती हैं, इसलिए उस दौरान ज्यादा चटोरापन अपनाने से आगे चलकर फैट जमा होने की प्रक्रिया शुरू हो जाती है।

वास्तविकता

ऐसे कुछ प्रमाण मिले हैं कि स्त्रियों के डिंब उत्सर्जन काल (ओव्यूलेशन फेस) के दौरान मेटाबॉलिज्म की क्रिया तेज हो जाती है। इस कारण स्त्रियां अपने मासिक धर्म से पहले 150 से 300 तक अतिरिक्त कैलोरी प्रतिदिन ले सकती हैं, जिससे उनका वजन बढ़ने की कोई संभावना नहीं होगी। यूनिवर्सिटी ऑफ मिनेसोटा के इस अध्ययन का समर्थन एक अन्य हेल्थ इंस्टीट्यूट भी करता है, जिसके अनुसार स्त्रियां मासिक धर्म से पूर्व साल भर में 7000 तक अतिरिक्त कैलोरी लेने के बावजूद अपने वजन को पूर्ववत बनाए रख सकती हैं। यह इसलिए संभव है कि डिंब (अण्डा) के उत्सर्जन के लिए अतिरिक्त ऊर्जा की खपत होती है, जिसकी पूर्ति के लिए अतिरिक्त कैलोरी की आवश्यकता होती है। जब आपको कोई जायकेदार चीज या मीठा खाने की इच्छा हो तो मसालेदार चीजों, जैसे कि अचार, चटनी, साल्सा से संतुष्टि पाने का प्रयास कीजिए। कुरकुरे पदार्थ, जैसे कि भुने हुए पापकॉर्न, लोहा, कुरमुरा (फूले हुए राइस) भी खाना ठीक रहेगा।

गलतफहमी

डायटिंग से मेटाबॉलिज्म (चयापचय) धीमा पड़ जाता है।

वास्तविकता

कैलोरी में कटौती करने से आपका मेटाबॉलिज्म अस्थायी तौर पर हल्का-सा धीमा पड़ता है, पर इससे कोई उल्लेखनीय प्रभाव नहीं पड़ता है। मेटाबॉलिज्म धीमा पड़ने से जो शक्ति बचती है, वह नई कोशिकाओं के निर्माण और शरीर की दूसरी क्रियाओं को दुरुस्त करने के काम आती है। जब आप अपनी कैलोरी को सीमित करते हैं, तब इसकी दर 10 से 20 फीसदी तक गिर जाती है। उदाहरण के लिए अगर आप एक दिन में 1400 कैलोरी का उपयोग करते हैं, तो मेटाबॉलिज्म में 10 फीसदी की कमी का अर्थ है 140 कैलोरी की कम खपत (जितनी कैलोरी कोक के एक कैन में पाई जाती है।)

हां, अगर आप अपनी खुराक में से कैलोरी को बहुत ज्यादा मात्रा में घटा देते हैं, तब आपका मेटाबॉलिज्म काफी मंद पड़ सकता है। मेटाबॉलिज्म को जल्दी बढ़ाने का सर्वोत्तम तरीका है व्यायाम। व्यायाम समाप्त करने के बाद आधे घंटे से लेकर एक घंटे तक उच्च स्तर पर आपकी कैलोरी का जलना जारी रहता है। मेटाबॉलिज्म को उभारने के लिए वेट-ट्रेनिंग भी एक श्रेष्ठ उपाय है। अध्ययन बताते हैं कि वेट-ट्रेनिंग से पतली मसल्स की कोशिकाएं ज्यादा कैलोरी जलाती हैं। पर्याप्त वजन घटाने के बाद एक सही ईटिंग प्लान अपनाने से आपका मेटाबॉलिज्म फिर से सामान्य हो जाता है।

गलतफहमी

अत्यधिक प्रोटीनयुक्त भोजन से वजन तेजी से घटता है।

वास्तविकता

अगर आप अपने भोजन में बहुत ज्यादा प्रोटीन और बहुत कम कार्बोहाइड्रेट्स लेते हैं, तब आपको वजन तेजी से घटता महसूस होगा। इसका कारण यह है कि ऐसी खुराक से आपके शरीर से पानी ज्यादा मात्रा में बाहर निकलता है। इसके दो कारण हैं- पहला तो यह है कि हम कार्बोहाइड्रेट (ग्लाइकोजेन) खर्च करना शुरू कर देते हैं। ईंधन के ये परमाणु जल की तरह तरल होते हैं, जो जलकर शक्ति प्रदान करते हैं यानी शरीर में संचित ग्लाइकोजेन के जलने से शरीर का कुल वजन घट जाता है।

दूसरे अतिरिक्त प्रोटीन किडनियों के जरिये शरीर से बाहर कर दिए जाते हैं। प्रोटीन के इस कचरे को बहाने के लिए पानी की जरूरत होती है, जो टिश्यू से आता है। इस तरह आपके शरीर से जल बाहर निकलता है, जिसे लोग शारीरिक वजन का घटना समझते हैं। इस तरह से वजन का घटना अस्थायी होता है। जैसे ही आप दोबारा अपनी सामान्य खुराक पर लौटते हैं, आपका वजन फिर ज्यों-का-त्यों हो जाता है। विशेषज्ञ कहते हैं कि ज्यादा कार्बोहाइड्रेट और कम फैट वाले भोजन से भी उतना ही वजन घटाया जा सकता है, जितना कि ज्यादा प्रोटीन वाले भोजन से।

बहरहाल अभी तक ऐसा एक भी सबूत नहीं मिला है कि उक्त दोनों प्रकार की खुराकें वजन घटाने के लिए लंबे समय तक उपयोगी सिद्ध हुई हों। इसके विपरीत ज्यादा प्रोटीन खाने से नुकसान की पूरी संभावना रहती है। किडनी की बीमारियां होने का खतरा रहता है। नई हेल्थ गाइडलाइंस के अनुसार, प्रोटीन को काफी सीमित मात्रा में लेना चाहिए।

गलतफहमी

अत्यधिक फाइबरयुक्त भोजन आपके मेटाबॉलिज्म को मजबूत बनाकर ज्यादा कैलोरी जलाने में मदद करता है।

वास्तविकता

कोई भी चीज खाने से मेटाबॉलिज्म बढ़ता है, क्योंकि भोजन को विघटित करने के लिए पाचन-क्रिया को शक्ति की जरूरत होती है। पर चूंकि फाइबर बिना हजम हुए ही शरीर से बाहर निकलता है, इसलिए अन्य चीजों के मुकाबले में इसे खाने पर पाचन-क्रिया को बहुत कम शक्ति की जरूरत होती है। ज्यादा फाइबरयुक्त भोजन कैलोरी ही नहीं घटाते, अपेक्षाकृत

ज्यादा समय तक तृप्ति का भी अहसास कराते हैं। अपने भोजन में फाइबर की मात्रा बढ़ाने के लिए संतरे के रस की जगह संतरा, व्हाइट ब्रेड या राइस की जगह होल व्हील चपाती या ब्राउन राइस, शक्करयुक्त अनाज की जगह रागी या बाजरे से बने हाई फाइबर अनाज चुनें। खीरा, पत्तागोभी, गाजर आदि उपयोगी रहते हैं।

गलतफहमी

वजन घटाने के लिए एरोबिक एक्सरसाइज करना जरूरी है।

वास्तविकता

जो लोग सीमित कैलोरी वाला संतुलित आहार लेते हैं, वे कोई भी व्यायाम किए बगैर अपना वजन घटा सकते हैं। लेकिन इसका मतलब यह नहीं है कि आपको व्यायाम न करने की सलाह दी जा रही है। हर कार्डियो वैस्कुलर एक्सरसाइज कैलोरी जलाकर वजन घटाती है, चाहे वह कुत्ते को घुमाना हो या क्लब में डांस करना। आप कैलोरी जलाने वाले यही लाभ स्ट्रेंथ ट्रेनिंग या कैलिस्थेनिक्स से भी पा सकते हैं। इससे आपकी मसल्स मजबूत होंगी। वजन घटाने के लिए जरूरी नहीं कि आप कोई सुनिश्चित एक्सरसाइज प्रोग्राम ही अपनाएं। दिनभर कैलोरी जलाने वाली गतिविधियों में सक्रिय रहना भी आपके लिए काफी फायदेमंद हो सकता है।

गलतफहमी

कुछ खास खाद्य-पदार्थों का मिश्रण वजन घटाने में सहायक होता है।

वास्तविकता

हमारे शरीर का पाचन-तंत्र बड़ा सक्षम है। इसे इस बात से कोई फर्क नहीं पड़ता कि आप खाद्य-पदार्थों को अलग-अलग खाते हैं या उनका मिश्रण बनाकर। हमारा सिस्टम उन्हें एक साथ पचाता है और फिर उसमें से विभिन्न तत्त्वों को छांट लेता है। यदि भोजन में पोषक तत्त्वों की कमी होती है या नुकसान पहुंचाने वाले कुछ तत्त्व मिले रहते हैं तो वह भोजन स्वास्थ्य संबंधी समस्याएं पैदा कर देता है।

❖

जब घटाना हो वजन और दिखना हो छरहरा

आहार नियंत्रण के द्वारा शरीर को संतुलित करने और छरहरा बनाने की बातें सभी करते हैं और इसी के अनुसार भोजन की व्यवस्था की जाती है, लेकिन अधिकांश मामलों में यह प्रभावकारी नहीं होता। कहने का आशय यह है कि बढ़ते वजन पर आहार-नियंत्रण का कोई फायदा नहीं होता है।

कुछ समय तक आप भूखे रहकर अपने शरीर की मांसपेशियों को कम करने में अवश्य कामयाब हो सकते हैं, लेकिन कालांतर में ये मांसपेशियां पुनः अपना अधिकार जमा लेती हैं। जोर-जबर्दस्ती भूखे रहकर आप अपने शरीर का वजन कम करने में कुछ समय के लिए कामयाब तो हो जाते हैं, परंतु इस प्रकार आपके चेहरे पर थकान स्पष्ट दिखाई देती है। आपका शारीरिक विकास रुक जाता है, आपकी त्वचा में सिकुड़न दिखने लगती है, पेशियां छोटी हो जाती हैं और आप बूढ़े नजर आते हैं।

इस प्रकार आप देखते हैं कि भूखे रहकर शरीर का वजन कम करने का आपका फैसला सही नहीं होता। आप भूखे रहकर वजन कम न करें, बल्कि अपनी भूख पर नियंत्रण रखें।

चयापचय अथवा कैलोरी के इस्तेमाल की संतुलित दर वजन के नियंत्रण की सफलता का मापक है। कैलोरी इस्तेमाल की दर कम होने पर चयापचय की क्रिया कम होती है। कम भोजन करने से शारीरिक कष्ट होता है और शरीर के घटकों को कम भोजन के साथ सामंजस्य स्थापित करना पड़ता है, जिससे शरीर में निहित शक्ति कैलोरी अधिक खर्च होती है।

भूख कम लगे इसके लिए अपनाएं निम्न उपाय

भूख से कैलोरी का कोई संबंध नहीं

कैलोरी की गणना कभी न करें। वास्तव में भूख से इनका कोई संबंध नहीं होता। नए शोधों से यह ज्ञात हुआ है कि भूख से इंसुलिन का अधिक संबंध है। आप जो कुछ भी खाते हैं, उसका असर इंसुलिन के स्तर पर पड़ता है। रक्त में अधिक इंसुलिन होने का तात्पर्य यह है कि शरीर से अधिक पसीना निकलता है। मीठे भोजन से रक्त में शक्कर की मात्रा तेजी से बढ़ती है, जिसके कारण शरीर को इंसुलिन की तुरंत आवश्यकता पड़ती है। शरीर में उपस्थित शक्कर की कुछ मात्रा तुरंत ऊर्जा प्रदान करती है और अवशेष शक्कर शरीर की चर्बी में संग्रहित हो जाती है।

फलों में पाए जाने वाले शक्कर का प्रभाव इंसुलिन तथा भूख वृद्धि पर नहीं पड़ता। ताजी सब्जियों में भी पाए जाने वाली कार्बोहाइड्रेट का भूख पर कम असर होता है।

रेशेदार भोजन की मात्रा बढ़ाएं

रेशेयुक्त भोजन से पाचन-क्रिया तेज होती है, जिसके कारण कैलोरी का शोषण कम होता है। ये शक्कर को पचाते हैं तथा इंसुलिन को कम करते हैं। इनके कारण आहार नली भरी हुई-सी प्रतीत होती है। रेशेयुक्त फलों के सेल्यूलोज और साग-सब्जियां इत्यादि प्राकृतिक रूप से भूख कम करने वाले होते हैं, क्योंकि इन्हें अधिक समय तक चबाना पड़ता है जिसका एहसास मस्तिष्क को तुरंत हो जाता है।

थोड़ा-थोड़ा खाते रहें

शोधों के आधार पर पता चला है कि थोड़ा-थोड़ा खाते रहने से भूख कम लगती है। इस वजह से व्यक्ति अपेक्षाकृत कम खाता है। जो लोग खाना देर से खाते हैं, उन्हें भूख ज्यादा लगती है और वे थोड़ा ज्यादा खाना खा लेते हैं। इस वजह से शरीर में चर्बी एकत्र होने लगती है।

आमतौर पर लोग सुबह के समय अधिक खाते हैं, जिनसे दिन भर कार्य करने के लिए पर्याप्त ऊर्जा प्राप्त होती है। अधिक प्रोटीनयुक्त खाद्य-पदर्थ खाने से अधिक ऊर्जा मिलती है। एक निर्धारित योजना के अनुसार भोजन करने से आप अपनी भूख पर नियंत्रण कर सकते हैं।

व्यायाम नियमित करें

व्यायाम करने से तनाव कम होता है। नियमित व्यायाम करने से रक्त का स्तर कम होता है, जिसके कारण भूख कम लगती है।

प्रोटीनयुक्त भोजन करें

कार्बोहाइड्रेट की अपेक्षा प्रोटीनयुक्त भोजन करने से भूख देर से लगती है और व्यक्ति कम खाना खाता है।

विटामिन की मात्रा बढ़ाएं

परिष्कृत आहार में विटामिन, शक्कर और मांड़ी नहीं होते। मोटे लोगों में विटामिन बी की कमी होती है। एक सिद्धांत के अनुसार मोटे लोग अपने गलत ढंग से खाने की आदतों के कारण अनावश्यक भूख बढ़ा लेते हैं, जिससे उनके शरीर में विटामिन की कमी हो जाती है। शरीर में आवश्यक विटामिन की मात्रा बढ़ाने के लिए ताजे फल, सब्जियां छिलके सहित खाना लाभकारी होता है।

पानी खूब पिएं

ढेर सारा खाना खाने के बजाय ज्यादा-से-ज्यादा पानी पीना चाहिए। इससे आप ज्यादा खाना खाने की आदतों से बचेंगे। भोजन करने से पहले एक गिलास पानी पिएं, इस तरह से भी आप कम खाना खाएंगे और आपका वजन भी नहीं बढ़ेगा। इस तरह हम देखते हैं कि पानी ही हमारा सर्वोत्तम भोजन है।

भूख कम करने वाले प्राकृतिक तत्त्व

भोजन से पहले ऐसे तत्त्वों का सेवन करें जिससे आमाशयिक रस अधिक-से-अधिक बने। इसके अंतर्गत आप खट्टे फलों का सेवन कर सकते हैं। खाने से पहले एक गिलास फल का रस लाभप्रद होता है। जो लोग भोजन से पूर्व ताजे फलों के रस का सेवन करते हैं, वे अपना वजन कम-से-कम समय में घटाने में सफल होते हैं।

मोटापे से घटता है आत्मविश्वास

अगर खुद पर हो भरोसा तो फिर जिंदगी में कोई भी काम मुश्किल नहीं लगता, लेकिन अगर यही भरोसा लड़खड़ाने लगे तो छोटी-छोटी चुनौतियां भी बड़ी मुसीबत लगने लगती हैं। अनेक रिसर्च में यह बात सामने आ चुकी है कि मोटे लोगों का आत्मविश्वास बहुत कमजोर होता है। वे जरा-जरा सी बात पर घबरा जाते हैं। सिर्फ इतना ही नहीं बल्कि अंदर-ही-अंदर वे हीन भावना से ग्रस्त भी होते हैं।

है न हैरतअंगेज बात! यह तो सभी जानते थे कि मोटापा अनेक रोगों की जड़ है, मगर यह खुद पर विश्वास की जड़ें तक खोखली कर सकता है, इस पर भला कितने लोग ध्यान देते हैं।

वजन घटाएं जरूर, मगर सही तरीके से

अक्सर देखने में आता है कि लंबे समय तक अपने प्रति लापरवाही बरतने के बाद कुछ लोग अचानक ही इनके प्रति इतने चिंतित हो जाते हैं कि फिर वे ऐसी कोशिशें करने लगते हैं मानो मोटापे को रातोंरात घटाया जा सकता है। यह हड़बड़ी फायदे की बजाय नुकसान ज्यादा करती है, इसलिए अगर सचमुच वजन घटाने के प्रति गंभीर हों तो इसके लिए सबसे पहली बात जरूरी होती है, इसकी एक सही रूपरेखा।

इसके लिए यह बिल्कुल जरूरी नहीं है कि घंटों एक्सरसाइज की जाए, खाना-पीना छोड़ दिया जाए या फिर अपनी क्षमता से बढ़-चढ़कर या महंगे तरीके अपनाए जाएं।

जानिए अपना सही फिगर

वजन कम करने की शुरुआत में अपने कद और उम्र के अनुसार सही वजन को जानिए। अब आपका मकसद है इस अतिरिक्त वजन को कम करना, न कि 36-23-36 का आंकड़ा बनाना। तो सबसे पहले अपने दिन की शुरुआत कीजिए एक गिलास गुनगुने पानी में एक चम्मच शहद डालकर पीने से। इसके बाद जरूरत है सुबह-शाम नियमित रूप से 40 मिनट लंबी फास्ट वॉक की। अगर आपकी दिनचर्या काफी व्यस्तता भरी है या नाइट शिफ्ट्स करनी होती है तो इस प्रोग्राम को अपनी सुविधा के हिसाब से समय दीजिए। बस, जब भी 6 घंटे की नींद पूरी करके उठें सबसे पहले नींबू-शहद वाला गुनगुना पानी पीजिए। इसके बाद जुट जाइए वॉक पर।

अगर आपको वॉक करना बोरिंग लगता है तो लीजिए इसे दिलचस्प बना देते हैं। 40 मिनट की वॉक के बदले 40 मिनट मनचाहे फास्ट म्यूजिक पर दिल खोलकर नाचिए, बिना झिझके, बिना शर्माए।

एक तिहाई पेट पानी से भरें

इस एक्सरसाइज के बाद अब बारी आती है सही खान-पान की, क्योंकि यह किसी भी फिटनेस प्रोग्राम का एक जरूरी हिस्सा है। यहां कितना खाएं के साथ-साथ यह जानना भी जरूरी है कि क्या खाएं। तो इसके लिए आपको अलग से कोई भी विशेष आहार लेने की जरूरत नहीं है।

विशेषज्ञों के अनुसार आप अपनी सामान्य आहार तालिका यानी दाल, चावल, सब्जियां, रोटी, फल और सलाद को ही लेते रहें। बस इतनी एहतियात बरतने की जरूरत है कि जितनी भूख हो, उसका आधा ही खाएं। बाकी का एक चौथाई भाग पानी के लिए छोड़ दें और बचा हुआ हवा के लिए। सुनने में अजीब लगता है न! मगर यह पाचन को सही रखने का हजारों साल पुराना उपाय है, जो फिर से चलन में है कि हमेशा भूख से कम खाया जाए और दिन भर में लगातार पानी पीते रहें, जिससे खाया-पीया तुरंत पच जाता है। यही वजह है कि गांवों में अभी भी ढेर सारा घी-मक्खन खाते रहने के बावजूद लोग मोटे नजर नहीं आते, क्योंकि वे कड़ी मेहनत से उसे पचा भी लेते हैं और खान-पान भी संतुलित और पौष्टिक होता है।

शहरों में अनियमित खान-पान, जंक फूड, शारीरिक श्रम कम होना और उनका डांवाडोल दिनचर्या भी मोटापे का एक बड़ा कारण है।

इसके अलावा अपने खाने में जितना हो सके फल, सलाद, हरी सब्जियां, अनाज की मात्रा बढ़ा दें और जंक फूड या गलत समय पर खान-पान पर रोक लगा दें। ये छोटी-छोटी बातें ही आपके बढ़ते वजन को आसानी से काबू में रखकर आपको देंगी भरपूर आत्मविश्वास।

❖

वजन घटाएं, बिना जिम जाए

क्या आप जानते हैं कि इस समय अपने हाथों में इस पुस्तक को लिए, पूरे ध्यान के साथ इस विषय को पढ़ते हुए आप लगभग 15–20 कैलोरी प्रतिघंटा घटा रहे हैं। जी हां, यदि आप किसी शारीरिक परेशानी या कम समय के चलते कसरत नहीं कर पाते हैं तो अब निश्चिंत हो जाइए, क्योंकि बिना कसरत किए अब आप भी अपनी सेहत बना सकते हैं। जरूरत है तो बस अपने दिन भर के कामों को अनुशासित ढंग से पूरा करने की।

घर में की जाने वाली दैनिक गतिविधियां, जैसे–कालीन साफ करना, सामान एक कमरे से दूसरे कमरे में ले जाना, घुटनों के बल बैठकर या कुर्सी पर बैठकर बच्चों को कपड़े पहनाना, स्टोव पर पानी गर्म करना या ब्रेड सेंकना या फिर बागवानी जैसी गतिविधियां आपको अपने शरीर को छरहरा रखने में मददगार साबित हो सकती हैं।

ऐसे में आपको जरूरत है तो बस अपनी दिनचर्या को कुछ इस तरह से ढालने की, ताकि आपके शरीर में जाने वाली कैलोरीज आपके शरीर से कम होने वाली कैलोरीज के मुकाबले कम हो।

मसलन, आप अपना दिन शुरू करते हैं– एक कटोरा 'कॉर्नफ्लेक्स', एक गिलास दूध और थोड़ा जूस लेकर यानी करीब 346 कैलोरीज। उसके बाद बिस्तर झाड़ा यानी कम हुआ करीब 20 कैलोरीज। इसके बाद खाना हजम किया, मतलब 34 कैलोरीज और कम। 10

मिनट नहाना यानी कि 35 कैलोरीज और कम। ऑफिस से घर कैसे जाते हैं? गाड़ी से? लगभग आधा घंटा लगा घर से गाड़ी चलाकर ऑफिस जाने में यानी 80–100 कैलोरीज और कम।

ऑफिस जाकर सबसे पहले बॉस के साथ मीटिंग में बैठे, कुछ भाषण सुना, कुछ कहा यानी कम हो गई करीब 150 कैलोरीज। लेकिन मीटिंग में बरिस्ता से आई चॉकलेट, कॉफी, वगैरह ली यानी बढ़ गई 450 कैलोरीज।

मीटिंग खत्म हुई, अपनी चेयर पर आकर बैठे, कंप्यूटर पर काम किया यानी कम हो गई 350 कैलोरीज।

बैठे–बैठे समय हो गया दोपहर के खाने का। दो परांठे, पनीर की सब्जी, सलाद और एक कोक यानी फिर बढ़ गई 750 कैलोरीज। खाना पचाया तो उसमें गई 75 कैलोरीज। अगर अभी तक का हिसाब लगाएं तो हमारे जमा खाते में हैं अब 772 कैलोरीज।

दोपहर के खाने के बाद एक बार दोबारा कुर्सी पर कंप्यूटर के आगे बैठ गए यानी ढाई घंटे की मेहनत और कैलोरीज गई 450। कुछ समय बाद काम से 15 मिनट निकालकर बाहर गलियारे में घूमने गए तो चहलकदमी में गई 90 कैलोरीज।

अपने कंप्यूटर पर वापस आते–आते रास्ते में कॉफी वाले से एक कप कॉफी बनवा ली यानी दूध और चीनी मिलाकर जुड़ गईं 40 कैलोरीज। कॉफी को हजम किया तो गई 5 कैलोरीज। इसके बाद बिना रुके काम में जुटे रहे तो कम होंगी करीब 550 कैलोरीज।

काम खत्म करके गाड़ी से घर गए यानी ड्राइव करने से 80 कैलोरीज और कम। ध्यान देने की बात यह है कि इस समय आप पर अब 358 कैलोरीज चढ़ी हुई है। घर आकर शाम की चाय के साथ चिप्स और बिस्कुट खाए यानी फिर चढ़ गई करीब 200 कैलोरीज। थोड़ी देर बच्चों के साथ खेला तो ढ़ाई घंटे की मेहनत से घट गई 210 कैलोरीज। मगर उसके बाद 2 परांठे, 1 कटोरी दाल, 1 कटोरी सब्जी, थोड़ी–सी आइसक्रीम खा ली, तो बढ़ गई 300 कैलोरीज। खाने को पचाने में घटी 80 कैलोरीज। खाने के बाद थोड़ी देर परिवार के साथ बैठकर टी.वी. देखा तो घटी 250 कैलोरीज यानी पूरे दिन का कुल– 40 कैलोरीज।

ध्यान रखिए, दिन भर में ऐसे बहुत से काम हैं जिन्हें करके आपको पता भी नहीं चलेगा और आप कैलोरीज घटा पाएंगे। टेबल से खाने के बाद बर्तन समेटकर रसोई में रखना, बर्तन खुद धोना, कूड़ा खुद समेटकर घर से बाहर रखना। घर के कामों को अपने जीवनसाथी के साथ बांट लेने से आप न सिर्फ घर के कामों में अपने घर वालों का हाथ बंटा सकते हैं, बल्कि अपने वजन का बिना कोई खास कसरत किए ख्याल भी रख सकते हैं।

❖

कई रोगों की जड़ है मोटापा

मोटापा मनुष्य को मात्र भारी एवं थुलथुला ही नहीं बल्कि कुरूप एवं आलसी भी बनाता है, जिसकी वजह से वह कोई भी कार्य फुर्ती से नहीं कर पाता और शीघ्र थक जाता है। इस सबका नतीजा यह होता है कि शरीर धीरे-धीरे कई रोगों की चपेट में आ जाता है।

आहार और मोटापे से संबंधित बीमारियां

मोटापा स्वयं एक रोग होते हुए कई अन्य बीमारियों की भी जड़ है। मोटापे के साथ-साथ शरीर में अपच, कब्ज, मधुमेह, उच्च रक्तदाब, हृदय रोग, व्रण या अल्सर, गठिया आदि रोग भी घर करने लगते हैं। विभिन्न अध्ययनों से ज्ञात हुआ है कि मोटे पुरुषों की मृत्युदर सामान्य पुरुषों से 75 प्रतिशत अधिक होती है। मोटी महिलाओं में भी मृत्युदर सामान्य महिलाओं की अपेक्षा 61 प्रतिशत अधिक होती है। इस प्रकार मोटे व्यक्ति प्रायः जीवन और मृत्यु के बीच झूलते रहते हैं।

अपच

- अपच मोटापे से संबंधित सबसे सामान्य रोग है। इसके लक्षण पेट में मरोड़, दर्द, गैस की शिकायत होना, पेट भारी महसूस होना, मस्तिष्क में तनाव होना आदि हैं।

- अपच की समस्या रिफाइंड ऑयल, आटा, केक, पेस्ट्रीज, बिस्कुट और फास्ट फूड का प्रयोग करने वालों में अधिक देखने को मिलती है।
- बहुत से लोग भोजन को बिना अच्छी तरह चबाए ही निगल लेते हैं, जिससे ये न तो अमाशय में ही ठीक तरह से पच पाते हैं और न ही छोटी आंत में। भोजन के उचित पाचन के लिए उसे ठीक से चबाना आवश्यक होता है, ताकि वह लार में अच्छी तरह घुल जाए। लार में टायलिन नामक एंजाइम होता है। जब वह एंजाइम भोजन में उचित प्रकार से नहीं घुलता तो भोजन ठीक से नहीं पच पाता।
- भोजन को चबाकर खाना अपच से बचने का महत्त्वपूर्ण उपाय है। अपच के कारण भोजन में विटामिन बी की कमी, आमाशय में हाइड्रोक्लोरिक अम्ल की कमी आदि भी हो सकते हैं, परंतु अधिकतर लोगों के खाने का गलत ढंग ही अपच का कारण बनता है। इसके लिए आवश्यक है कि भोजन के लिए उचित समय निकाला जाए। भोजन को आराम-आराम से और धीरे-धीरे चबाया जाए और आवश्यकता से अधिक भोजन कभी नहीं करना चाहिए।

कब्ज

- कब्ज मोटापे से जुड़ी एक आम समस्या है। कब्ज खाने-पीने और मल-त्याग करने की अनियमित आदतों के कारण होता है, कभी-कभी मल के अधिक कड़ा होने पर रोगी को मल-त्याग करने में परेशानी होती है और ज्यादा जोर लगाने पर मलद्वार की त्वचा छिल जाती है। इसके कारण मलद्वार पर मस्से हो सकते हैं, जो बवासीर का रूप ले सकते हैं।
- यदि आहार में पर्याप्त रेशेदार तत्त्व हों तो कब्ज की समस्या नहीं होती। रेशे जल को पर्याप्त मात्रा में सोखकर फूल जाते हैं और मल को हल्का व मुलायम रखते हैं।
- कब्ज के रोगी को पत्तेदार हरी सब्जियां, फलियां, गोभी, गाजर, भिंडी, लौकी, प्याज, सलाद आदि को अधिक मात्रा में लेना चाहिए। संतरा, अंगूर, आड़ू, नाशपाती, सेब आदि फलों में रेशेदार तत्त्व अधिक पाए जाते हैं, कब्ज में पानी खूब पीना चाहिए। पानी को गर्म करके और नींबू निचोड़कर, नमक और शहद के साथ लेने पर विशेष लाभ मिलता है। कब्ज के रोगी को चाय, कॉफी, दूध व दूध से बनी चीजों को कम -से-कम प्रयोग करना चाहिए।

मधुमेह

- मधुमेह मोटापे से जुड़ा हुआ एक घातक रोग है। प्रायः देखा जाता है कि मधुमेह के 75 प्रतिशत रोगी मोटापे का शिकार होते हैं। भारत में 20 लाख से भी अधिक लोग

मधुमेह के चंगुल में हैं और इतनी ही संख्या उन लोगों की भी है, जिन्हें इस रोग की कोई खबर ही नहीं है। मोटापा कम होने पर मधुमेह के रोगी के स्वास्थ्य में सुधार होता है। इससे मधुमेह का इलाज आसान हो जाता है।

- शरीर में इंसुलिन की अत्यधिक कमी होने पर मधुमेह के आरंभिक लक्षण, जैसे- थकान, बार-बार पेशाब आना, प्यास बढ़ जाना, अत्यधिक भूख लगना आदि नजर आने लगते हैं। लगभग चार प्रतिशत लोगों में यह रोग वंशानुगत या आनुवांशिक कारणों से होता है। बच्चों में मधुमेह प्रायः आनुवांशिक ही होता है और इसे नियंत्रित भी किया जा सकता है।
- मधुमेह के रोगी को आजीवन आहार-नियंत्रण या डाइटिंग करने की आवश्यकता होती है। विशेष रूप में उसे कार्बोहाइड्रेट्स वाले आहार को बहुत ही कम मात्रा में लेने की सलाह दी जाती है। इस प्रकार चाहे आप मधुमेह की रोकथाम कर रहे हों या फिर इसका इलाज कर रहे हों, अपने संतुलित आहार में प्राकृतिक कार्बोहाइड्रेट्स का ही प्रयोग करें। यह मात्रा हमेशा ही सीमा के अंदर होनी चाहिए। आपको चिकित्सक की सलाह के अनुसार आहार लेना चाहिए।

उच्च रक्तदाब

- प्रायः उच्च रक्तदाब अधेड़ और बड़ी उम्र के लोगों में ही अधिक देखने को मिलता है। उच्च रक्तदाब शरीर में मोटापा बढ़ने के साथ-साथ अधिक होता जाता है। सामान्यतः रक्तदाब का अर्थ है, रक्त-वाहिकाओं के रक्त का उनकी दीवारों पर डाला गया दाब। दबाव के सामान्य से काफी अधिक होने की स्थिति में उसे उच्च रक्तदाब कहा जाता है। उच्च रक्तदाब रक्त-वाहिकाओं के संकरी हो जाने के कारण होता है।
- रक्त-वाहिकाओं के मोटाई में संकरी हो जाने के बहुत से कारण हैं। मोटापे की स्थिति में रक्त-वाहिकाएं इसलिए संकरी होती हैं, क्योंकि वसा की अत्यधिक मात्रा रक्त-वाहिकाओं के चारों ओर जमा हो जाती है। इसके कारण रक्त-वाहिकाएं संकुचित होने लगती हैं। मोटापे से संबंधित उच्च रक्तदाब का एक मुख्य कारण कैल्शियम, विटामिन डी या विटामिन बी-1 और बी-6 की कमी से उत्पन्न घबराहट और चिड़चिड़ापन है। ऐसे में रक्त-कोशिकाएं संकुचित हो जाती हैं।
- भोजन के प्रकार के साथ-साथ भोजन की मात्रा को भी देखना आवश्यक है। अत्यधिक मात्रा में किया गया भोजन रक्तदाब को बढ़ा सकता है, विशेष रूप से पाचन अंगों के आस-पास की रक्त-वाहिकाओं में। उच्च रक्तदाब वाले व्यक्तियों को चाहिए कि भोजन अधिक मात्रा में न करें और चिंतामुक्त रहें। रक्तदाब अधिक बढ़ जाने की

अवस्था में एक या दो गिलास से अधिक कोई भी तरल पेय न लें। ऐसी स्थिति में अधिक तरल रक्त में पहुंचकर इसका आयतन बढ़ा देता है, जिससे रक्त-वाहिकाओं की दीवारों पर रक्तदाब बढ़ जाता है।

- वे व्यक्ति जिनके शरीर में पानी की मात्रा अधिक है और रक्तदाब उच्च है, प्रायः चिकित्सक उन्हें कम नमक वाले भोजन की सलाह देते हैं। सोडियम को कम मात्रा में लेते हुए उच्च रक्तदाब को घटाया जा सकता है, क्योंकि सोडियम और क्लोरीन शरीर के लिए आवश्यक तत्त्व हैं, अतः आपको बिना चिकित्सक की सलाह के भोजन में नमक की मात्रा को कम नहीं करना चाहिए।

हृदय व रक्त-वाहिकाओं के रोग

- हृदय रोग एक प्राणघातक रोग है। मोटे व्यक्तियों में सामान्य लोगों की अपेक्षा हृदय व रक्त-वाहिनियों के रोग अधिक देखने में आते हैं। दोनों ही परिस्थितियों में चाहे व्यक्ति मोटा हो या सामान्य, हृदय व रक्त-वाहिनियों के रोग व्यक्ति द्वारा ग्रहण किए जाने वाले भोजन से काफी प्रभावित होते हैं, अतः इनमें खान-पान संबंधी बातों को अनदेखा नहीं कर सकते। भोजन में वसा की अधिक मात्रा धमनियों के सख्त व संकरी बन जाने का मुख्य कारण है। वसा के कारण कभी-कभी हृदय की दीवारों पर लिपोप्रोटीन जमा हो सकता है। लिपोप्रोटीन वसा का व्युत्पन्न रूप है, जो रक्त में प्रवाहित होता रहता है। बहुत से अध्ययनों में कोलेस्ट्रॉल को हृदय रोगों का कारण माना गया है।

  हार्ट-अटैक का खतरा रक्त में कोलेस्ट्रॉल की मात्रा बढ़ते रहने के साथ-साथ बढ़ता है।

- इसके लिए व्यक्ति को नियंत्रित आहार, वजन में कमी और व्यायामों को अभ्यास में लाना चाहिए तथा आहार में कम कोलेस्ट्रॉल वाले खाद्य, जैसे- पतला या सफेद मांस (जिसमें चर्बी न हो), घर पर बना पनीर, अंडे का बाहरी हिस्सा, स्किम्ड दूध, सभी प्रकार के अनाज, सब्जियां व फल, वसारहित सूप, वनस्पति तेल आदि का सेवन करना चाहिए।

- रक्त में कोलेस्ट्रॉल का स्तर वजन कम करने के साथ-साथ कम होता जाता है। वजन कम करने के लिए ग्रहण किए जाने वाले आहार, जैसे- रेशेदार खाद्य, प्राकृतिक कार्बोहाइड्रेट्स आदि रक्त में कोलेस्ट्रॉल को कम करते हैं और अवशिष्ट पदार्थों के उत्सर्जन को प्रेरित करते हैं।

गठिया

- मोटापे के कारण गठिया से प्रभावित जोड़ों पर अतिरिक्त भार पड़ता है और व्यक्ति को असहनीय और लंगड़ा कर देने वाले दर्द का अनुभव होता है। हालांकि वजन में कमी होने से यह रोग समाप्त नहीं हो जाता, लेकिन बहुत-सी परिस्थितियों में यह जोड़ों में होने वाले दर्द को कम कर सकता है।
- लगभग प्रत्येक व्यक्ति अपने जीवन में किसी-न-किसी प्रकार के गठिया रोग का शिकार होता है, परंतु कुछ आहार विशेषज्ञों के अनुसार आनुवांशिकी और आहार दोनों ही तथ्य जोड़ों के उपस्थियों की गड़बड़ी से संबंधित हैं। जो आप खाते हैं, वही आपके जोड़ों के दर्द को बढ़ा सकता है या कम कर सकता है, अत: आपको उचित रूप से संतुलित और पोषक आहार लेने की आवश्यकता पड़ती है। जहां तक संभव हो, आपका भोजन संसाधित न होकर प्राकृतिक होना चाहिए।

❖

बचपन में काटे, मोटापे की जड़

बचपन का मोटापा सिर्फ सुंदरता की समस्या नहीं है, बल्कि उम्र से पहले कई प्रकार की बीमारियों की जड़ भी है, इसलिए इसके प्रति हर माता-पिता को समय से सतर्क हो जाना चाहिए।

अंशु का बढ़ता मोटापा जहां दोस्तों के बीच हंसी का विषय है, वहीं उसकी मां के लिए गर्व वाली बात है। जब भी कोई अंशु के मोटापे को लेकर कुछ बोलता है तो उनका एक ही जवाब होता है कि अरे, मेरा लाल जब तक खाएगा-पिएगा नहीं तो उसकी सेहत कैसे बनेगी और जल्दी बड़ा कैसे होगा! उनकी इस तरह की बातें उन्हीं तक ही सीमित रह जाती हैं, पर कभी उन्होंने यह नहीं सोचा कि अच्छा खान-पान और फैलता शरीर उनके लाडले की सेहत पर भारी पड़ सकता है। यह परेशानी सिर्फ अंशु की नहीं है, बल्कि हर माता-पिता को इस समस्या से कभी-कभी दो-चार होना पड़ता है। क्योंकि मौजूदा वक्त में लोगों की जीवन शैली में बदलाव के साथ मोटापे के मामलों की संख्या बढ़ रही है और बच्चों के बीच मोटापा बढ़ने की दर खासतौर पर चौंकाने वाली है। 'मोटापा 30 प्रतिशत से अधिक बच्चों को प्रभावित करता है, जिससे कम उम्र में ही बच्चे मधुमेह, डिप्रेशन, हाइपरटेंशन जैसी आदि बीमारियों से ग्रस्त हो जाते हैं।'

बचपन में मोटापे के कारण

1. युवाओं के मोटापे की भांति बचपन के मोटापे के अनेक कारण होते हैं, जिसका आधार प्राप्त होने वाली ऊर्जा (भोजन से मिलने वाली कैलोरी) और बाहर निकलने वाली ऊर्जा (निर्धारित उपापचय दर और शारीरिक क्रियाओं में खर्च होने वाली कैलोरियों) के बीच असंतुलन होता है। बचपन का मोटापा ज्यादातर पोषण, मनोवैज्ञानिक, पारिवारिक और शारीरिक कारणों की परस्पर क्रिया का नतीजा होता है।
2. मोटा होने का खतरा उन बच्चों के बीच सबसे ज्यादा होता है, जिनके माता-पिता मोटे होते हैं। यह आनुवांशिक गुणों के कारणों या खाने-पीने और कसरत न करने की माता-पिता की आदतों के कारण हो सकता है, जो अप्रत्यक्ष रूप से बच्चे के ऊर्जा संतुलन को प्रभावित करता है। प्राथमिक स्कूलों के बच्चों के एक तिहाई अभिभावक कड़ी कसरत नहीं करते हैं।
3. औसतन हर भारतीय बच्चा रोज टी.वी. देखते हुए कई घंटे बिताता है। वह समय जो पिछले सालों में शारीरिक कसरत के प्रति समर्पित होता था, उन बच्चों और किशोरों के बीच मोटापा ज्यादा देखने को मिलता है, जो अक्सर टेलीविजन देखते हैं, वीडियोगेम खेलते हैं और कंप्यूटर के साथ चिपके रहते हैं, न केवल देखते समय नाममात्र की ऊर्जा खर्च होने के कारण बल्कि साथ-साथ उच्च कैलोरी का नाश्ता करने के कारण भी।
4. चूंकि सभी बच्चे जो अपौष्टिक भोजन करते हैं, हर रोज कई घंटे टेलीविजन देखते हैं और सापेक्ष रूप से निष्क्रिय रहते हैं, लिहाजा मोटे हो जाते हैं, इसलिए वैकल्पिक कारणों की खोज जारी रहती है। हाल ही में देखा गया है कि आनुवंशिकता मोटापे, शरीर में मोटापे की व्याप्ति और जरूरत से अधिक भोजन करने की प्रतिक्रिया को प्रभावित करती है। इसके अलावा सामान्य वजन वाली माताओं के नवजात शिशुओं की तुलना में अधिक वजन वाली माताओं से पैदा हुए नवजात शिशुओं को कम सक्रिय और तीन माह की आयु तक अधिक वजन हासिल करते हुए पाया गया है, जो ऊर्जा का संरक्षण करने के लिए एक संभावित अंतर्भूत प्रेरणा का सुझाव देता है।

मोटापे से बढ़ती स्वास्थ्य संबंधी समस्याएं

दुनिया भर के चिकित्सकों के लिए चिंता का विषय बन चुके मोटापे के कारण शरीर में अनेक समस्याएं पैदा होती हैं। मोटापा हृदय समस्याओं, जैसे- हृदयघात या हार्ट स्ट्रोक के खतरे को बढ़ाता है। सिर्फ इतना ही नहीं, जोड़ों और अस्थियों की तकलीफें, जैसे- स्लिप फैमोरल एपीफिसिस और पैरों का मुड़ना प्रकट हो सकती है।

इंट्राक्रेनियल हाइपरटेंशन नामक एक अवस्था प्रकट हो सकती है, जिसके कारण सिरदर्द होता है, दृष्टि प्रभावित होती है, हाइपोवेंटीलेशन (जिसके कारण दिन में नींद आती है, खर्राटे बजते हैं और हृदय रोग हो सकते हैं), पित्ताशय की बीमारी, पोलीसिस्टिक ओवरी सिंड्रोम, उच्च रक्तचाप, रक्त वसाओं का उच्च स्तर और मधुमेह हो सकता है। इन शारीरिक प्रभावों के अलावा मोटापा बच्चे के लिए शर्मिंदगी का कारण बन सकता है, जिससे उसका आत्मसम्मान प्रभावित होता है, साथ ही मनोवैज्ञानिक प्रभाव भी पड़ता है।

क्या करें?

इन दिनों मोटापे की समस्या सबसे ज्यादा बच्चों के बीच देखी जा सकती है, एक ऐसी हद तक कि वैज्ञानिकों और डॉक्टरों ने मोटापे को एक महामारी बताना शुरू कर दिया है। बच्चों और युवाओं के मोटापे के निदान के लिए विभिन्न तकनीकें उपलब्ध हैं। उनमें से कुछ तकनीकें हैं-

1. शारीरिक द्रव्यमान सूचक यानी बॉडी मास इंडेक्स (बी.एम.आई) को नापना।
2. वजन से लंबाई तालिका का अवलोकन करना।
3. शरीर में वसा का प्रतिशत और कमर की गोलाई नापना।

आज की तारीख में बी.एम.आई की जांच करना सबसे ज्यादा इस्तेमाल होने वाली तकनीक है। आप एक आसान फॉर्मूला इस्तेमाल करते हुए स्वयं इसकी जांच कर सकते हैं-

शरीर की वजन की मात्रा में अपने शरीर की लंबाई से भाग दें। फिर बी.एम.आई आंकड़ों को दिखाने वाले चार्ट को देखें कि क्या आप या आपके बच्चे का वजन अधिक है या नहीं। वजन से लंबाई की तालिकाओं से एक सामान्य अंदाज मिलता है कि एक खास लंबाई के लिए एक आदर्श वजन कितना है। शरीर का वसा प्रतिशत नापने से भी मदद मिलती है। यह चिकित्सीय उपकरणों द्वारा किया जाता है, जो आपके डॉक्टर के पास हो सकते हैं। कमर की गोलाई नापने से यह पता लगाने में मदद मिलती है कि क्या बच्चे को भविष्य में मधुमेह होने का खतरा है या नहीं। यह कमर की गोलाई नापकर ठीक नाभि के नीचे और उसके चार्टों के साथ तुलना करके किया जाता है।

- अपने बच्चे के मोटापे की अवस्था के बारे में एक आहार विशेषज्ञ से सलाह-मशविरा करने और डॉक्टर से बात करने से मदद मिलेगी। अपने बच्चे के लिए एक तात्कालिक आहार योजना अपनाने की बजाय पूरे परिवार के आहार में बदलाव कीजिए। दिन में कसरत करने का नियम शामिल कीजिए और परिवार के खाने-पीने में ढेर सारी

सब्जियों और फलों को शामिल कीजिए। वसा की खुराक को कम कीजिए और बीच के नाश्तों के लिए वसायुक्त और स्वास्थ्यवर्धक नाश्ते कीजिए।

बच्चों को रखें कोल्ड ड्रिंक से दूर

अब अगर आप अपने बच्चों के बढ़ते वजन और बिगड़ते फिगर से परेशान हैं तो इस बात पर अमल करें और कोल्ड ड्रिंक्स की बोतलों को अपने जिगर के टुकड़ों के पास फटकने भी दें। कोल्ड ड्रिंक्स के बारे में यह सनसनीखेज रहस्योद्घाटन ब्रिटेन के एक अनुसंधान में किया गया है। 7 से 11 वर्ष की आयु के बच्चों पर केंद्रित इस अनुसंधान के तहत यह जानने का प्रयास किया गया कि क्या कार्बोनेटेड कोल्ड ड्रिंक्स सेवन में कमी कर केंद्रित प्रशिक्षण कार्यक्रम से बच्चों के वजन में अत्यधिक वृद्धि की समस्या पर अंकुश लगाया जा सकता है। ब्रिटिश मेडिकल जर्नल में प्रकाशित एक अध्ययन रिपोर्ट के अनुसार कार्यक्रम में कार्बोनेटेड कोल्ड ड्रिंक्स पेय के सेवन की मात्रा में अच्छी खासी कमी आई। रिपोर्ट के अनुसार बारह माह में चयनित समूह से बाहर के बच्चों के वजन में वृद्धि और मोटापा 7.2 फीसदी बढ़ा, जबकि उनकी तुलना में अध्ययन में शामिल बच्चों में 0.2 फीसदी की गिरावट आई। वहीं भारतीय बच्चों में मोटापे की समस्या ने विकराल रूप धारण कर लिया है। एक अध्ययन के मुताबिक धनाढ्य परिवारों के बच्चों का झुकाव शीतल पेयों की तरफ बहुत ज्यादा है। इसलिए उच्च और मध्यम आय वर्ग वाले परिवारों के स्कूल जाने वाले बच्चों में हर 15वां बच्चा मोटापे की समस्या से ग्रसित है। बच्चों के शरीर में ऊर्जा का असंतुलन ही अधिकाधिक वजन में वृद्धि का कारण होता है और कार्बोनेटेड पेय तथा मिठाइयों के सेवन से यह असंतुलन और भी बढ़ जाता है। कार्बोनेटेड ड्रिंक में अत्यधिक ऊर्जा प्रदायक पेय होते हैं जिनमें प्रोटीन और विटामिन की मात्रा नगण्य होती है। यह पेय शरीर में रक्त शर्करा के स्तर को एकदम बढ़ा देते हैं।

काबू में रखें बच्चों का वजन

बच्चों में बढ़ता वजन चिंता का विषय है। ऐसे में अभिभावकों को चाहिए कि वे अपने बच्चों के बढ़ते वजन को नियंत्रित करें। बच्चों के लिए वजन व्यवस्थित रखने का लक्ष्य होना चाहिए, ताकि उनके बढ़ते वजन की गति कम की जाए अथवा उन्हें शनैः शनैः वजन कम करने में मदद की जाए। बच्चों को लो कैलोरी आहार प्रदान करना ठीक नहीं रहता। बच्चों को यदि डायटिंग पर रखा जाए तो कुपोषण का खतरा उत्पन्न हो सकता है। ये पोषक तत्त्व इसलिए भी आवश्यक है, चूंकि बच्चे का बढ़ना अभी जारी है।

बच्चों की खान-पान की आदतों में करें बदलाव

सबसे पहले बच्चों के खान-पान का ढंग बदलें। फूड पिरामिड को भोजन का आधार बनाएं। खान-पान की स्वस्थ आदतें दोबारा मजबूत बनाना इसका उद्देश्य है। ध्यान रहे, बड़ों की तुलना में बच्चों को छोटा परोसा (सर्विंग) दें। दूसरा यह कि पूरे परिवार के खान-पान की आदतें बदल दें। टेलीविजन के सामने बैठकर खाने की आदत सीमित करें। घर-गृहस्थी में यह नियम बना लें कि भोजन डायनिंग-रूम में ही होगा। तीसरी बात यह है कि खाना धीरे-धीरे और ग्रास-दर-ग्रास चबाकर खाएं। चौथा है सक्रियता-स्तर में वृद्धि तथा आलस्यजनक गतिविधियों पर रोक। शारीरिक गतिविधि के लिए प्रतिदिन लगभग एक घंटे का समय निर्धारित करें। टहलने जाएं, अपने बच्चे को खेल के मैदान में ले जाएं, उसका नाम किसी खेलकूद प्रतियोगिता में दर्ज कराएं। तैराकी, साइक्लिंग, टेनिस, बैडमिंटन और ऐरोबिक्स आदि से आपके बच्चे का बढ़ा हुआ वजन व्यवस्थित रखने में मदद मिलती है, साथ ही उसकी आत्मप्रतिष्ठा व सामाजिक दक्षता में सुधार होता है। यदि आपका और आपके बच्चे का वजन अधिक है तो संग-संग स्वस्थ जीवन शैली प्राप्त करना दोनों के लिए एक पुरस्कार सदृश होगा।

बचपन में जो बच्चे अधिक वजनी (ओवरवेट) होते हैं, वयस्क होने पर भी वे स्थूलकाय बने रहते हैं।

बच्चों में सफलतापूर्वक वजन कम करने के लिए जरूरी है पारिवारिक प्रतिबद्धता, जिसमें अभिभावक व उनकी संतति जीवन शैली में होने वाले परिवर्तन, शारीरिक गतिविधि और पोषण को आत्मसात् करें।

स्वस्थ बाल आहार के 6 उपाय

1. स्वस्थ खान-पान का स्वयं आनंद लें और अच्छी तरह यह बात बच्चों को सिखाएं।
2. बच्चों को प्रोसेस्ड शुगर सेवन की आदत न डालें, क्योंकि इससे उन्हें उतार-चढ़ाव भरी अनुभूति ही होती है यानी उनमें निरंतर कुछ-न-कुछ खाने की इच्छा बनी रहती है। बच्चों से कोई काम लेने या किसी काम का ईनाम देने में कभी कोई मीठी चीज न दें।
3. बच्चों को शुद्ध जल पसंद करना सिखाएं। स्वच्छ जल से बेहतर स्वस्थ व पोषक भोजन की गुंजाइश बनी रहती है।
4. प्रोसेस्ड फूड की बजाय साबुत अनाज को तरजीह दें मसलन गेहूं के चोकरयुक्त आटे की चपाती।

5. उन्हें पोषक फल व सब्जियां खाने के लिए प्रेरित करें। बच्चे भूखे हों तो उन्हें ताजे फल और सब्जियों का सलाद पेश करें।
6. जब-तब कुछ-न-कुछ खाते रहने की आदत से बाज आएं। यदि बच्चों का पेट भरा होगा तो वे भोजन के वक्त आनाकानी करेंगे। वे अपने सामने आप द्वारा परोसा गया भोजन खाने से जी चुराएंगे।

❖

बढ़ता मोटापा और महिलाओं का स्वास्थ्य

एक कहावत है- 'अच्छा स्वास्थ्य तो हजार नेमतें' मतलब जिसकी सेहत जितनी अच्छी है, दुनिया के सारे सुख उसी के लिए हैं। इसलिए अच्छी सेहत पाने के लिए जरूरी है कि मोटापे को कंट्रोल करें और सही खान-पान के साथ नियमित व्यायाम करें।

बदलती लाइफस्टाइल ने जहां हमें लग्जरी चीजें दी हैं, वहीं कई तरह की बीमारियां भी उपहार के रूप में दी हैं, क्योंकि भागती-दौड़ती जिंदगी में इंसान न तो शारीरिक रूप से स्वस्थ है और न ही मानसिक रूप से। ऐसे में जरा-सी लापरवाही हमारे शरीर को शिथिल कर देती है, जिसमें मोटापा प्रमुख है क्योंकि मोटापा एक ऐसी पुरानी बीमारी है, जिससे कई तरह की बीमारियां उत्पन्न होती हैं और महिलाएं इसकी चपेट में जल्दी आती हैं।

मोटापे के कारण

मोटापा बढ़ने का कारण लाइफस्टाइल और खान-पान में बदलाव है। इसके अलावा शारीरिक गतिविधियों का न होना सबसे बड़ा कारण है। आज की जिंदगी में इंसान ऑफिस की सीट

और कंप्यूटर से इस तरह से बंध गया है कि सारे काम बैठे-बैठे आराम से हो जाते हैं, जिससे शारीरिक गतिविधि नहीं होती है, जिससे मोटापा धीरे-धीरे बढ़ता जाता है और हमारा शरीर कई रोगों से ग्रस्त हो जाता है। डॉक्टरों के मुताबिक शारीरिक गतिविधियों के लिए ऊर्जा की आवश्यकता होती है। यह ऊर्जा हमें भोजन से मिलती है। हमारे शरीर को एक दिन में कितनी ऊर्जा चाहिए, इसकी माप है- कैलोरी। अगर हम अपने शरीर की मांसपेशियां बिल्कुल न हिलाएं (केवल बैठे तथा सोएं) तो हमें 24 घंटे के दौरान 1000-1200 कैलोरी चाहिए। आरामदायक जीवन शैली हो तो 1600 कैलोरी की जरूरत होती है। एक काम करने वाले मजदूर को 3000 कैलोरी और ग्रीनलैंड में रहने वाले एस्किमो को 5000-7000 कैलोरी की आवश्यकता होगी।

इस ऊर्जा के लिए हमें भोजन चाहिए। हमारे पेट तथा आंतें इस भोजन को पचाते हैं, टूटे हुए टुकड़े घुलने के बाद रक्त में मिल जाते हैं। शरीर की प्रत्येक कोशिका उन्हें रक्त से लेती है और माइटोकोंड्रिया में ऊर्जा पैदा करती है। पूरे दिन में 1600 कैलोरी भोजन से हमारे शरीर की अरबों कोशिकाओं का पेट भरता है। अगर हम भोजन के अतिरिक्त कैलोरी लें तो वह वसा में बदल जाती है। अगर हम पूरा दिन कुछ न खाएं तो यही जमा वसा शरीर को ऊर्जा प्रदान करती है। यही वजन घटाने तथा बढ़ाने का बुनियादी आधार है। अगर हमें 1600 कैलोरी चाहिए तो उतना भोजन करने से वजन नहीं बढ़ेगा।

अगर हम 2000 कैलोरी भोजन लेने लगेंगे तो वह फालतू कैलोरी वसा में बदल जाएगी और हमारा शरीर मोटा होने लगेगा। अगर कैलोरी लेने का यही क्रम यूं ही चलता रहा तो वसा का अतिरिक्त जमाव ही मोटापे का कारण बनता है।

मोटापे से होने वाले रोग

मोटापा एक पुरानी बीमारी है, जिसका मुख्य कारण आनुवंशिकता है। अधिक वजन या मोटापे का संबंध हृदय रोग, टाइप-2 मधुमेह, महिलाओं में बांझपन तथा गठिया रोग सहित स्वास्थ्य समस्याओं के बढ़ते खतरे से है।

हृदय रोग

महिलाओं में हृदय धमनी रोग की घटनाओं में बदलाव आया है, क्योंकि 30 वर्ष के आस-पास के आयु वर्ग की युवा महिलाओं को हृदय रोग होने लगा है। मधुमेह से ग्रसित ज्यादातर महिलाएं मोटापे का शिकार हैं और उनकी जीवन शैली सुस्त है। इसका कारण घरेलू कार्यों का मशीनीकरण होना है, जिसमें शारीरिक क्रिया न्यूनतम होती है, इसलिए शरीर की सक्रियता नष्ट हो जाती है। कार्यालय में लंबे कार्यसमय के चलते शरीर को अधिक हिलाने-डुलाने की नौबत ही नहीं आती।

समाधान

शारीरिक व्यायाम को अपने दैनिक जीवन का अंग बनाएं। आरोग्यवर्धक भोजन करें, जंक फूड और ऑक्सीजनित पेय पदार्थों से परहेज करें तथा ताजा सब्जियों व फलों को अपने आहार में शामिल करें। भोजन को अधिक न उबालें तथा घी, तेल और मक्खन का सेवन न्यूनतम रखें।

बांझपन

मोटापे से एस्ट्रोजन अधिक पैदा होता है। इस हार्मोन संबंधी असंतुलन से अंडा बनने की प्रक्रिया में बाधा आती है, जो सफल गर्भाधान का आधार है। अंडा बनने की प्रक्रिया के लिए अपेक्षित मात्रा से अधिक एस्ट्रोजन बनने के कारण बच्चेदानी के अस्तर (एंडोमेट्रियम) में गांठ बन जाती है। मोटापे का संबंध आमतौर पर पॉलीसिस्टिक ओवरी सिंड्रोम (पी.सी.ओ.एस.) नामक हार्मोन असंतुलन से है, जिसके लक्षण हैं अनियमित माहवारी की समस्या, अत्यधिक मुंहासे तथा शरीर में बालों का असमान वितरण।

समाधान

ऐसी समस्याओं से ग्रसित महिलाओं को नियमित व्यायाम, संतुलित आहार तथा विशेष औषधि, जिसका सेवन एक अच्छी स्त्री रोग विशेषज्ञ की देखरेख में किया जाना आवश्यक है। जीवनशैली में परिवर्तन करके मदद की जा सकती है।

मधुमेह

एक समय में आयु से संबंधित समझा जाने वाला रोग टाइप-2 मधुमेह आम बात बन गया है और मोटापे के साथ-साथ शुष्क जीवनशैली का चलन बढ़ने के कारण महिलाओं में इसका उपचार करना कठिन हो गया है।

समाधान

आहार में परिवर्तन, हल्के-फुल्के व्यायाम में वृद्धि और वजन कम करके मोटापे के साथ-साथ टाइप-2 मधुमेह की रोकथाम की जा सकती है या उसकी शुरुआत को टाला जा सकता है। इसी प्रकार एक्सेनेटाइड या बएटा जैसी नई दवाइयों के सेवन से रक्त शर्करा में सुधार हो सकता है, वजन कम हो सकता है तथा हाइपोग्लाइसेमिया या इंसुलिन इंजेक्शन से जुड़े रक्त शर्करा की अत्यंत कमी को दूर किया जा सकता है।

गठिया रोग

घुटने का गठिया रोग 55 वर्ष से अधिक आयु की महिलाओं में विकलांगता का मुख्य कारण माना गया है। इस बीमारी से पीड़ित महिलाओं को चलने, सीढ़ियां चढ़ने, घर का काम-काज

करते समय खड़े होने में परेशानी होती है। मोटापा इस बीमारी के होने और फैलने का एक प्रमुख कारक है। प्रति एक किलो वजन बढ़ने से आपके घुटनों पर 3 किलो अतिरिक्त भार आ जाता है।

समाधान

बीमारी की द्वितीय अवस्था के लिए विस्कोसप्लीमेंटेशन (Viscossupplement-ation) एक बहुत अच्छा विकल्प है। एक टीका लगाने से आपको 6-8 महीनों तक दर्द से छुटकारा मिलता है। तथापि यह द्वितीय अवस्था का स्थायी समाधान नहीं है, लेकिन इससे शल्य उपचार को 3-4 वर्षों तक टाला जा सकता है। स्थिति पर निगाह रखने के लिए आपको अपने वजन पर नियंत्रण रखना चाहिए, व्यायाम करना चाहिए और नियमित रूप से डॉक्टर से जांच कराते रहना चाहिए।

❖

क्या खाएं मोटापे में?

मोटे लोगों के जीवन में अक्सर यह समस्या आती है कि क्या खाएं और क्या न खाएं क्योंकि हर आहार के सेवन से मोटापा नहीं होता। कुछ ऐसे आहार भी होते हैं जिनके सेवन से मोटापा घटता भी है। चाहे तो आप भी निम्नलिखित आहार के सेवन से अपना वजन घटा सकते हैं:—

योगी भोजन को तीन भागों में बांटते हैं- सात्त्विक, तामसिक और राजसिक।

सात्त्विक

सात्त्विक भोजन में समस्त धान्य, ताजी सब्जियां, फल, दूध, दही, गिरियां, दालें, अंकुरित दालें और जड़ी-बूटियां आती हैं।

तामसिक

तामसिक भोजन में सभी ठंडे और तले हुए भोज्य पदार्थ, पॉलिश और शुद्ध किया हुआ धान्य, शराब, मांस और फफूंद जैसे मशरूम जो कि सड़े हुए पदार्थों पर उगते हैं, आते हैं।

राजसिक

राजसिक भोजन में मिष्ठान्न, कैफीन, प्याज, लहसुन और मसाले आते हैं। योग मूलत: सात्त्विक आहार को उपयुक्त बताता है जो कि समस्त धान्यों, रेशे वाली सब्जियों और फलों में प्रचुर तथा वसा की मात्रा में कम हो।

तामसिक भोजन से पूरी तरह से बचना चाहिए और राजसिक अनियमित रूप से लिया जा सकता है। हर तरह के मांस से, मछली के मांस से भी बचना चाहिए। योगियों के अनुसार पानी एक बहुत महत्त्वपूर्ण पोषक तत्त्व है। किसी व्यक्ति को मूत्र के द्वारा शरीर के सारे जहरीले पदार्थ निकालने के लिए एक दिन में कम-से-कम पंद्रह गिलास पानी पीना चाहिए। पानी भोजन में अम्लता के स्तर को भी घटाता है और भोजन को पूरी तरह से कैलोरी में टूटने से बचाता है।

लहसुन

लहसुन भूमि के नीचे उत्पन्न होने वाला प्याज के परिवार का एक महत्त्वपूर्ण मसाला अथवा सब्जी है।

- यदि व्यक्ति प्रात:काल उठकर नियमित रूप से लहसुन की दो-तीन कच्ची तुरियां छीलकर नींबू के गर्म पानी से लेता रहे तो उसके शरीर में अतिरिक्त चर्बी इकट्ठी होने की संभावना समाप्त हो जाती है और यदि चर्बी इकट्ठी हो चुकी है तो उससे पैदा होने वाले रोग, यथा-रक्त-धमनियों की सूजन, हृदय रोग, श्वास संबंधी बीमारियां, गठिया, उच्च रक्तचाप, कैंसर, रक्त संबंधी दोष समाप्त हो जाते हैं।
- इसके अतिरिक्त लहसुन का इतना महत्त्व है कि इसके नियमित रूप से उपयोग करते रहने से शरीर की सभी कोशिकाएं विकारों से मुक्त हो जाती हैं। लहसुन को आयुर्वेद में रसायन की संज्ञा दी गई है। रसायन उसे कहते हैं, जो नियमित सेवन के बाद शरीर के प्रत्येक अणु को नया कर देता है। इससे शरीर में बल और वीर्य की वृद्धि के साथ-साथ त्वचा पर एक विशेष कांति आती है।
- लहसुन का नित-नियम से प्रयोग करने वाले व्यक्ति के शरीर की चर्बी कभी भी इतनी मात्रा में नहीं बढ़ सकती, जो रक्त-धमनियों को प्रभावित करके हृदय रोग का कारण बने।
- लहसुन की विशेषता यह है कि इसमें वसा नामक तत्त्व की मात्रा 0.1 प्रतिशत होती है। इसलिए लहसुन मोटापे अथवा अधिक चर्बी होने से उत्पन्न होने वाले सभी रोगों के लिए लाभदायक माना जाता है।
- जो व्यक्ति अधिक मोटापे के कारण संभोग शक्ति से रहित हो गए हों, वे यदि नियमित रूप से इसका प्रयोग करते रहें तो उन्हें फिर से संभोग शक्ति प्राप्त हो जाती है।

- मोटापा रोकने में इसकी सबसे बड़ी भूमिका यह है कि इसके सेवन से रक्त-धमनियों में जमी हुई वसा पिघल जाती है।

पत्तागोभी

पत्तागोभी एक ऐसी सामान्य सब्जी है, जो प्राय: भारत के सभी स्थानों में प्राप्त होती है। इससे सभी परिचित हैं। मोटे व्यक्ति पत्तागोभी का प्रयोग कई प्रकार से कर सकते हैं। मोटे लोगों के लिए पत्तागोभी इसलिए लाभदायक है कि इसमें एक ऐसा क्षार तत्त्व विद्यमान होता है, जो कार्बोहाइड्रेट्स और शर्करा को वसा में बदलने से रोकता है। इसलिए मोटे व्यक्ति इसका अनेक रूपों में प्रयोग कर सकते हैं।

- सब्जी के अतिरिक्त यदि इसे सलाद के रूप में टमाटर, मूली, नींबू आदि भोजन के साथ लिया जाए तो इसके रेशे के कारण शरीर को अधिक लाभ मिलता है।
- पत्तागोभी को यदि भाप में उबालकर भोजन के रूप में प्रयोग किया जाए तो भी इसके सभी पोषक तत्त्व बरकरार रहते हैं और मोटे व्यक्तियों को लाभ देने में सहायक सिद्ध होते हैं।
- पत्तागोभी को टमाटर आदि के सूप के साथ भी प्रयोग में लाया जा सकता है। विभिन्न प्रकार के उपयोग इसलिए बताए जा रहे हैं कि किसी भी वस्तु को एक ही ढंग से खाते रहने पर व्यक्ति कुछ समय बाद उससे ऊब जाता है। यदि वह उसे विभिन्न प्रकार से प्रयोग में लाता रहे तो उसे रुचि बनी रहती है और सभी लाभ प्राप्त होते हैं।
- पत्तागोभी को स्लिम डायटिंग के रूप में कच्चे सलाद के रूप में खाया जाए तो डायटिंग संबंधी सभी लाभ प्राप्त होते हैं। पत्तागोभी को सलाद के रूप में दोपहर अथवा रात्रि के भोजन में काफी मात्रा में लिया जाए तो पेट इससे बहुत जल्दी तृप्ति अनुभव करने लगता है।

टमाटर

टमाटर भी एक ऐसी सब्जी है, जो सभी स्थानों पर सभी श्रेणी के लोगों को बड़ी सरलतापूर्वक प्राप्त हो जाती है।

- मोटापा कम करने के लिए वैसे तो टमाटर को अनेक तरीकों से खाया जा सकता है, परंतु किसी प्रकार की हानि उठाए बिना मोटापा कम करना हो तो प्रात:काल नाश्ते से पहले एक-दो टमाटर भली प्रकार साफ करके कुछ महीने तक खाया जाए तो शरीर का वजन किसी अन्य विशेष प्रकार की डायटिंग किए बिना कम हो जाता है। इसके अतिरिक्त इसमें वे सभी तत्त्व विद्यमान रहते हैं जिनसे व्यक्ति का स्वास्थ्य सुरक्षित रहता है।

- मोटे व्यक्तियों को प्रायः मधुमेह की शिकायत हो जाती है। टमाटर मधुमेह के रोगियों के लिए शरीर का वजन कम करने में बहुत लाभदायक सिद्ध होता है, लेकिन गुर्दे में पथरी के रोगियों को टमाटर नहीं खाना चाहिए।

मूंगफली

कुछ विशेषज्ञों का कहना है कि यदि खाना खाने से कुछ समय पूर्व थोड़ी-सी भुनी हुई मूंगफली बिना चीनी की चाय अथवा कॉफी के साथ ली जाए तो भूख जल्दी शांत हो जाती है और व्यक्ति कम भोजन करता है। इस प्रकार शरीर का वजन धीरे-धीरे कम होने लगता है। इसी प्रकार मेथी, पालक, फ्रेंचबीन और चौलाई आदि के साग अत्यधिक रेशायुक्त होने के कारण सब्जी अथवा सूप के रूप में लिये जा सकते हैं। रेशेवाले पदार्थ शरीर को शक्ति तो प्रदान करते हैं, साथ ही वसा की वृद्धि को भी रोकते हैं। इसके अतिरिक्त इनका एक लाभ यह भी है कि शरीर में पैदा होने वाले उच्छिष्ट पदार्थों को अपने साथ लेकर शरीर से बाहर निकल जाते हैं।

चोकरयुक्त आटा

अपने शरीर को पतला करने के लिए जो व्यक्ति डायटिंग कार्यक्रम अपनाते हैं, कई बार उनको इस प्रकार की कठिनाई आती है कि वे सामान्य रूप से किस प्रकार की वस्तुएं खाने में प्रयोग करें।

- गेहूं एक ऐसा अनाज है जिससे प्रायः सभी परिचित हैं। स्लिमिंग डायटिंग करने वाले लोगों के सामने प्रायः कई बार ऐसी समस्या आती है कि वे अपने आपको भूखा-सा अनुभव करते हैं। चोकरसहित गेहूं का मोटा आटा रोटी बनाने से कुछ समय पूर्व गूंदकर रख देना चाहिए। उसके बाद दोपहर अथवा रात्रि के भोजन में बिना घी की चुपड़ी हुई रोटी सब्जी आदि के साथ खाई जा सकती है।
- डायटिंग करने वालों को चाहिए कि वे गेहूं के रिफाइंड आटे का प्रयोग न करें, रिफाइंड आटे के प्रयोग से गेहूं के रेशे वाला भाग निकल जाता है। इसके प्रयोग से कब्ज के अतिरिक्त पाचन संबंधी अन्य रोग उत्पन्न हो जाते हैं। इस आटे से शरीर को पूरे पोषक तत्त्व भी प्राप्त नहीं होते। इसलिए केवल डायटिंग करने वालों को ही नहीं, अन्य को भी चोकरयुक्त गेहूं के आटे का ही प्रयोग करना चाहिए।

❖

वजन घटाने के लिए क्या करें, क्या नहीं?

आज हर आदमी स्वस्थ और निरोगी रहना चाहता है, परन्तु मोटापा उसके इस स्वस्थ रहने के सपने को ध्वस्त कर देता है और आदमी को अनेक असाध्य रोगों का गढ़ बना देता है।

वर्तमान समय में एकतरफ मोटापा एक ऐसी समस्या बन गया है जिसे लोग जल्द-से-जल्द दूर करना चाहते हैं, क्योंकि यह कई रोगों का कारण बनता है, ऐसे में मोटापे की समस्या को दूर करना जरूरी हो जाता है। वहीं हमें यह भी मालूम होना चाहिए कि मोटापे में क्या करें और क्या नहीं, जिससे इस समस्या से राहत मिले, बता रहे हैं डॉ. बिमल झाजड़े

वजन घटाने के लिए क्या करें?

1. खाना खाने से पहले प्लेट भरकर सलाद अवश्य खाएं। पूरा सलाद खाने के बाद ही भोजन शुरू करें। इससे आपका पेट लो कैलोरी, एंटीऑक्सीडेंट तथा विटामिन से भरा-भरा हो जाएगा और वजन घटाने में आसानी होगी।

2. खाने से पहले सूप जरूर लें। यह लो कैलोरी फूड आपकी भूख शांत कर देगा और आप ज्यादा अनाज खाने से बच जाएंगे। पत्तागोभी को टमाटर आदि के सूप के साथ भी प्रयोग में लाया जा सकता है।
3. सारा भोजन तेल के बिना पकाएं। यदि आप बिना तेल के तलने या तड़का लगाने की 'साओल विधि' जानते हैं तो यह काम और भी आसान हो जाएगा। जीरो ऑयल पर लिखी गई पुस्तकों तथा इससे संबंधित पुस्तकों की मदद से यह विधि सीख लें।
4. नाश्ते के दौरान एक प्लेट भरकर फल अवश्य खाएं। आप तरबूज, पपीता, सेब तथा संतरा खा सकते हैं, परन्तु उच्च कैलोरीयुक्त फल, जैसे-सेब, केला, चीकू तथा अंगूर न खाएं। यदि आप इन फलों के बेहद शौकीन हैं तो एकाध टुकड़े से स्वाद ले सकते हैं।
5. दोपहर या रात के भोजन में केवल एक ही चपाती लें। यदि आपको बहुत भूख लगी हो तो कभी-कभी दूसरी चपाती ले सकते हैं। अगर फिर भी पेट न भरे तो सलाद व फल खाएं।
6. खाना खाने के दस-पंद्रह मिनट पहले एक गिलास पानी पी लें, इससे पेट भरा-भरा महसूस होगा।
7. रात के भोजन में आप एक प्लेट उबली सब्जियां या सूप ले सकते है। इनमें गोभी, बीन, गाजर या मूली शामिल कर सकते हैं। स्वाद के लिए चटनी या सॉस मिला लें।
8. रात को भी आप अपनी इच्छानुसार रोटी खा सकते हैं, परन्तु मात्रा कम होनी चाहिए। पेट को 60 प्रतिशत तक भर लें और थोड़ा पानी पिएं। इसके बाद भी पेट में थोड़ी जगह बचनी चाहिए। अगर इसके बाद भी रात को भूख लगे तो उबली सब्जियां या सलाद ले सकते हैं।
9. जब भी आपको नाश्ते या भोजन के दौरान भूख लगे तो कोई फल खा लें। इसकी कोई मनाही नहीं है।
10. जो भी सलाद खाएं, वह अच्छी तरह टुकड़ों में कटा हुआ सजा होना चाहिए। इससे सलाद स्वादिष्ट लगता है।
11. शाम के नाश्ते में भी कटे फल ले सकते हैं। आप प्याज, खीरा, आलू व मसालों के साथ पापकॉर्न या फ्राइड राइस भी खा सकते हैं।
12. दोपहर या रात के खाने के बाद कुछ मीठा खाने की इच्छा हो तो कटे हुए फल ले सकते हैं। जीरो ऑयल मिठाइयों में पेठा या गुड़ खा सकते हैं।
13. अनाज में अधिक कैलोरी होती है, इसलिए इनकी अधिक मात्रा न लें। आप इन्हें हरी

पत्तेदार सब्जियों के साथ ले सकते हैं। जैसे अगर आप चपाती लेना चाहें तो उसमें गाजर, मूली, पत्तागोभी या फूलगोभी की भरावन डाल सकते हैं। पत्तेदार सब्जियां भी चपाती में डाल सकते हैं। चावलों में आप उबली सब्जियां या मटर डाल सकते हैं।

14. दालें हमेशा सब्जियां मिलाकर पकाएं। इससे आप दालों में कैलोरी की मात्रा घटा सकते हैं।
15. जब भी भूख लगे तो मौसमी, अनार, तरबूज व संतरे का ताजा जूस पिएं। इनकी लो कैलोरी से आपको कोई नुकसान नहीं होगा।
16. अपनी चपातियों में आप गेहूं की भूसी या चोकर मिला सकते हैं। गेहूं तथा उसकी भूसी का अनुपात 75:25 होना चाहिए।
17. बिस्किट खाने की इच्छा हो तो 1-2 मैरी बिस्किट ही खाएं, क्योंकि इनमें कैलोरी की बहुत कम मात्रा होती है।
18. आपको याद रखना होगा कि चीनी कैलोरी का अच्छा स्रोत है। इसकी जगह कृत्रिम मिठास, जैसे-स्वीटेक्स, ईक्वल या शुगर फ्री आदि ले सकते हैं। एक चम्मच चीनी से आपको 20 प्रतिशत अतिरिक्त कैलोरी मिलती है।
19. दूध या गाय के दूध की जगह स्किम्ड या वसारहित दूध लें। इससे भी कैलोरी घटेगी। स्किम्ड मिल्क से बने दुग्ध पदार्थों को ही आपको खाना चाहिए।
20. खाने के साथ स्किम्ड मिल्क की दही का रायता खाएं। स्वाद के लिए थोड़ा नमक मिला सकते हैं। यह भी लो कैलोरी फूड है।
21. प्रतिदिन अंकुरित अनाज खाएं। इसमें छोटे टुकड़ों में कटा सलाद भी मिला सकते हैं। थोड़ा स्वाद बढ़ाने के लिए कुछ मसाले तथा नींबू का रस मिलाएं।
22. किसी भी पार्टी में सबसे पहले कुछ फल, सब्जियां व सूप लें। खाना खाते समय सादी चपाती, कम तेल में बनी सब्जी और थोड़ा रायता लें, आइसक्रीम और मिठाइयों से दूर ही रहें।
23. यदि किसी छोटे टूर पर जा रहे हैं तो बिना तेल की सब्जी, चपाती व फल घर से ही ले जाएं।
24. वजन घटाना हो तो चहलकदमी एक अच्छा उपाय है। प्रतिदिन कम-से-कम आधा घंटा तेजी से चहलकदमी करें।
25. अगर आप ठंडे पेय पदार्थ (कोल्ड ड्रिंक) के दीवाने हैं तो डाइट कोक या पेप्सी पी सकते हैं, क्योंकि यह कैलोरीरहित ड्रिंक है।
26. अगर पनीर खाने का मन हो तो इसे घर पर स्किम्ड या डबल टोंड दूध से बनाएं। साधारण पनीर में कैलोरी की अधिक मात्रा होती है।

27. आप बिना तेल के सभी दक्षिण भारतीय (साउथ इंडियन) व्यंजन बना सकते हैं। अनाज से बने कुछ व्यंजनों में ज्यादा कैलोरी होती है, उन्हें न खाएं।
28. प्रतिदिन सुबह एक कप लौकी का रस पिएं। इसे बनाने के लिए लगभग आधा किलो सब्जी (घिया) मिक्सी में चला लें। मिश्रण को छानकर कच्चा ही पिएं। इससे आपको वजन घटाने में मदद मिलेगी।
29. यदि खाना खाने से कुछ समय पूर्व थोड़ी-सी भुनी हुई मूंगफली बिना चीनी की चाय अथवा कॉफी ली जाए तो भूख जल्दी शांत हो जाती है और व्यक्ति कम भोजन करता है। इस प्रकार शरीर का वजन धीरे-धीरे कम होने लगता है।
30. ब्राउन ब्रेड का सेवन करें।
31. एल्कोहल से परहेज करें।
32. फलों का सेवन छिलके के साथ करें।
33. अंकुरित दानों का सेवन करें।
34. जीवित रहने के लिए खाएं और खाने के लिए न जीएं।
35. अगर आप व्रत रखना चाहें तो फल व जूस अवश्य लें। सप्ताह में एक दिन ऐसा व्रत रखने से आपका काफी वजन घटेगा।
36. अपने आपको काम में उलझाए रखेंगे तो भोजन की तरफ ध्यान नहीं जाएगा। अगर आप खाली बैठे रहेंगे तो ज्यादा भूख लगेगी।

कैसा हो दैनिक आहार?

अब हम नीचे एक तालिका दे रहे हैं, जो मोटापा घटाने में आपकी पूरी सहायता करेगी।

प्रात:काल का नाश्ता

- चाय- एक कप जिसमें सपरेटा दूध दो चम्मच तथा एक चम्मच चीनी या एक गोली कैफ्रीन की।
- नाश्ता- एक स्लाइस या दो नमकीन बिस्कुट। यदि चाय से पहले गुनगुने पानी में एक नींबू पी लें तो और बेहतर है।

दोपहर का खाना

- सब्जियों का सूप- जितनी इच्छा हो ले लें।

- पतली दाल- एक-दो कटोरी।
- गाजर, मूली, टमाटर, खीरा आदि का सलाद एक प्लेट, जिसमें काली मिर्च, नमक तथा इच्छानुसार नींबू निचोड़ लें।
- रोटियां केवल दो।
- कद्दू, घिया, तोरई आदि की सब्जी, एक कटोरी फिरनी, मट्ठा आदि इच्छानुसार एक प्लेट या एक गिलास।

शाम का नाश्ता

- चाय-एक कप जिसमें दो चम्मच सपरेटा दूध तथा एक गोली कैफ्रीन या एक चम्मच चीनी।
- एक-दो नमकीन बिस्कुट या चाय से पहले पपीता, अमरूद, संतरा आदि कोई फल 150 ग्राम।

रात का खाना

- टमाटर का सूप- एक कप।
- सपरेटा दूध या दही- एक कटोरा।
- गाजर, टमाटर, ककड़ी, खीरा आदि का सलाद- एक प्लेट।
- पतली दाल- एक कटोरी।
- रोटियां- केवल दो।
- संतरा, माल्टा या मौसमी- एक।

सोने के पहले

- सोने के पहले यदि आवश्यक समझें तो एक गिलास सपरेटा दूध जिसमें दो चम्मच चीनी हो।

वजन घटाने के लिए क्या न करें

1. भोजन पकाते समय कोई भी तेल इस्तेमाल न करें।
2. अपनी रोटी घी से चुपड़कर न खाएं। हर एक चम्मच घी या तेल से 50 कैलोरी मिलती है, जो आपका वजन घटने नहीं देगी।

3. भोजन में घी युक्त परांठे या पूरी न लें। इनमें वसा तथा कैलोरी की भरपूर मात्रा होती है।
4. किसी भी भोजन में दो से ज्यादा चपाती न लें। एक सूखी चपाती में करीब सौ कैलोरी होती है।
5. उच्च कैलोरीयुक्त पास्ता न खाएं।
6. मैदे से बने व्यंजनों से परहेज करें। यदि ऐसा भोजन लेना ही पड़े तो ज्यादा-से-ज्यादा सलाद व सब्जियां शामिल करें।
7. ब्रेड, टोस्ट या सैंडविच भी ज्यादा न लें। अगर आप एक ही लेते हैं तो ज्यादा लेने का लालच न करें और इन पर मक्खन या चीज भी न लगाएं। हरी चटनी से स्वाद बढ़ा सकते हैं।
8. भोजन में किसी भी रूप में मक्खन का इस्तेमाल न करें। लगभग 10 ग्राम मक्खन में 90 कैलोरी होती है।
9. किसी भी तरल पेय या जूस में चीनी न मिलाएं, इससे कैलोरी की मात्रा बढ़ जाएगी।
10. वसायुक्त मेयोनीज या क्रीम से सलाद की सजावट न करें।
11. आपको तले हुए समोसे, कचौड़ी खाने में नहीं लेने चाहिए। इनकी जगह फल या जूस ले सकते हैं।
12. अपने सूप में क्रीम या मक्खन न मिलाएं।
13. पिज्जा भी हाई कैलोरी फूड है। इसे न खाएं। यदि ज्यादा मन करे तो चीज के बिना एक टुकड़ा ले सकते हैं।
14. हाई कैलोरीयुक्त कोल्ड ड्रिंक से दूर रहने में ही भलाई है।
15. कंडेंस्ड मिल्क भी आपके लिए नुकसानदायक है।
16. काजू, अखरोट, बादाम आदि सूखे मेवों से परहेज करें। इनमें पाई जाने वाली वसा आपका वजन बढ़ा सकती है। इनसे बने खाद्य पदार्थ भी आपको खाने में नहीं लेने चाहिए।
17. नारियल से बना कोई खाद्य पदार्थ भोजन में शामिल न करें।
18. गुलाब जामुन, हलवा, लड्डू, गुजिया, जलेबी, पेड़ा व बूंदी आदि तेलयुक्त मिठाइयों के सेवन से बचें।
19. केक और पेस्ट्री तो भूलकर भी न खाएं। अगर आप मिठाई के बेहद शौकीन हैं तो जीरो ऑयल मिठाई खाएं।
20. अगर आइसक्रीम खाने का मन करे तो पूरी खाने की बजाय किसी दूसरे के कप से एक चम्मच खा लें, क्योंकि आपके लिए इससे ज्यादा आइसक्रीम नुकसान पहुंचा सकती हैं।

21. खोए से बनी मिठाइयां भी न खाएं। इनमें कैलोरी भी बहुत ज्यादा मात्रा में होती है और पेट भी नहीं भरता।
22. वजन घटाना है तो चॉकलेट और मिल्क चॉकलेट को दूर से ही नकार दें।
23. ऐसे रिश्तेदारों या मित्रों के इसरार के आगे कभी न झुकें, जो आपको मिठाई या हाई कैलोरी फूड खिलाना चाहें। उन्हें प्यार से मना कर दें और सूप या सलाद ले लें। अगर वे जिद पर अड़ जाएं तो उन्हें संतुष्ट करने के लिए थोड़ा-सा ले सकते हैं।
24. किसी भी दोस्त या रिश्तेदार के घर चाय या कॉफी के साथ तेल में बने स्नैक्स न खाएं, पछताना पड़ सकता है।
25. ठूंस-ठूंसकर भोजन न करें। थोड़ा पेट हमेशा खाली रखें। किसी होटल या दावत में भी इस बात का ध्यान रहे।
26. अपने आपको भूखा न मारें। इससे भोजन खाने की इच्छा और बढ़ जाती है। इस तरह वजन घटाना और भी मुश्किल हो जाएगा।
27. दिन में चार बार से ज्यादा खाना खाने की आदत न डालें।
28. वजन घटाने के लिए जिम जाने या मेहनत करने वाले काम करने की आदत न बनाएं, क्योंकि यह अस्थायी उपाय है। इससे तनाव भी बढ़ता है।
29. एक महीने में चार किलो से ज्यादा वजन न घटाएं। इससे कमजोरी आ सकती है। एक महीने में 2-3 किलो वजन घटाने में कोई नुकसान नहीं है।
30. अगर तीसरी मंजिल तक जाना हो तो लिफ्ट की बजाय सीढ़ियों से जाएं, इस व्यायाम से वजन घटाने में मदद मिलेगी।

कम कैलोरी वाला आहार

- **प्रातः 8.00 बजे**- दिन का आरंभ कुछ फलों (केला नहीं) और दूध के साथ बिना चीनी की चाय अथवा कॉफी के साथ करें।
- **दोपहर 12.00 बजे**- बहुत सारी सब्जियों का सलाद खाएं जिसमें चने या अंकुरित भोज्य पदार्थ हों।
- **दोपहर 1.30 बजे**- सूप, भाप में पकी हुई सब्जियां और कुछ पनीर लें या एक दाल का कप लें।
- **शाम 4.00 बजे**- दो चोकरसहित गेहूं के बिस्कुट और बिना दूध या चीनी की चाय या कॉफी लें।
- **रात 8.00 बजे**- सलाद, ढेर सारी हरी सब्जियां और दो रोटियां (या चोकर सहित गेहूं के दो स्लाइस) लें।

संतुलित आहार

- **प्रातः 8.00 बजे**- अपने दिन का आरंभ कुछ फलों (केला नहीं), एक कटोरा दलिया और कम वसा वाले दूध (मलाई उतरा हुआ) के साथ करें। आप दूध के साथ बिना चीनी की चाय व कॉफी ले सकते हैं।
- **दोपहर 12.00 बजे**- सूप, बहुत सारा सब्जियों का सलाद लें जिसमें पनीर, चना और अंकुरित अनाज हो।
- **दोपहर 2.00 बजे**- सूप, भाप में पकी हुई सब्जियां और दो चपातियां लें।
- **शाम 5.00 बजे**- दो चोकरसहित गेहूं के बिस्कुट और दूध वाली बिना चीनी की चाय अथवा कॉफी लें।
- **रात 8.00 बजे**- दिन का अंत सलाद, ढेर सारी सब्जियों (भाप में पकी हुई या थोड़े से जैतून के तेल में बनी हुई) और दो चपातियों (अथवा चोकरसहित गेहूं की ब्रेड के दो स्लाइस) से करें।

आप पहले वाले आहार को अधिक-से-अधिक 10 दिन तक ले सकते हैं, जिसके बाद आप संतुलित आहार ले सकते हैं। इस आहार को 20 दिन तक लें, क्योंकि यह आपके शरीर को आराम करने का समय देता है। इसके बाद आप कम कैलोरी वाला आहार लेना दोबारा आरंभ कर सकते हैं। इस तरह आपके शरीर के पास अपने नए वजन के साथ सामंजस्य पैदा करने का समय होता है और आपको ज्यादा खाने की इच्छा नहीं होती तथा आप अपना खोया हुआ वजन वापस पा लेते हैं। अपने सामान्य वजन पर पहुंचने के बाद, आप संतुलित आहार लेते रहें और इसे अपनी जीवन-शैली का एक हिस्सा बना लें।

❖

मधुमेह का वाहक- मोटापा

मोटापा वैसे तो स्वयं एक रोग के समान है परन्तु यह अन्य बहुत सारे रोगों को निमंत्रण देकर बुला लेता है। ये रोग मोटे मनुष्यों से ऐसे चिपकते हैं कि मरते दम तक साथ नहीं छोड़ते।

मोटे व्यक्तियों को सामान्य लोगों की अपेक्षा दिल की बीमारी कहीं ज्यादा होती है। दिल की बीमारी के साथ मधुमेह रोग को लाने में मोटापा पूरी तरह से समर्थ है। मोटे मनुष्यों में मधुमेह रोग समान व्यक्तियों के मुकाबले 50.7 प्रतिशत अधिक होता है तथा सामान्य भार वाले मधुमेह रोगियों से मोटे या अधिक भार वाले मधुमेह रोगियों की मृत्यु अधिक होती है।

अत्यधिक मात्रा में मीठे पदार्थों के आवश्यकता से अधिक सेवन करने से शर्करा चर्बी में रूपांतरित होकर शरीर के विभिन्न अंगों में संग्रहित होती है। यह मेदवृद्धि का वास्तविक कारण है।

शरीर का संपूर्ण विकास हो चुकने से पूर्व (लगभग 25 वर्ष तक) अवश्य ही शरीर के अंग-प्रत्यंगों के पोषक घटक द्रव्यों में मुख्य रूप से प्रोटीनयुक्त आहारों की विशेष आवश्यकता होती है, परंतु उसके बाद तो शारीरिक-अवयवों को अपने कार्यों को करने के लिए दहनात्मक (उष्णतात्मक) द्रव्यों यानी कार्बोहाइड्रेट (स्टार्च और शुगर) की ही विशेष

आवश्यकता होती है। प्रोटीन नाइट्रोजन को अलग कर शरीर उसे कार्बोहाइड्रेट में रूपांतरित कर उसका प्रयोग ऊर्जा के रूप में ही करता है। इस प्रकार शरीर का विकास होने के बाद शरीर को आहार द्रव्यों में मुख्य आवश्यकता दहनात्मक द्रव्यों (कार्बोहाइड्रेट) की ही होती है। इस अवस्था में प्रोटीन की जरूरत एक सीमित मात्रा में ही होती है।

दहन या उष्णता को अंग्रेजी में कैलोरी कहते हैं। कैलोरी (बड़ी कैलोरी) से उष्णता की इतनी मात्रा अभिप्रेत है, जो एक लीटर जल के उष्णता मान को 16 से 17 डिग्री सेंटिग्रेट पर पहुंचा दे। यह निश्चित है कि शारीरिक श्रम करने वाले व्यक्तियों को बौद्धिक या मानसिक काम करने वाले व्यक्तियों की तुलना में अधिक कैलोरीज की जरूरत होती है।

कार्बोहाइड्रेट (शर्करा) को चर्बी में परिवर्तित करने की क्रिया लैंगरहैंस इंसुलिन द्वारा होती है। अतः अधिक मीठे पदार्थों से इन द्वीपिकाओं को अधिक कार्य करना पड़ता है। लैंगरहैंस की द्वीपिकाएं अति श्रम का भार मर्यादित सीमा तक ही सहन कर सकती हैं। जब तक ये अतिरिक्त शर्करा को चर्बी में परिवर्तित करती हैं, तब तक इनका संग्रह शरीर में मेदवृद्धि के रूप में उदर, जंघा, नितंब, छाती आदि स्थानों में होता रहता है। बाद में ये द्वीपिकाएं अति श्रम के कारण क्षीण या कमजोर होने लगती हैं, जिससे इनके द्वारा स्रावित इंसुलिन की मात्रा कम हो जाती है। ऐसी स्थिति में मिष्ठान्न द्वारा निर्मित अतिरिक्त शर्करा का रूपांतरण पुनः चर्बी में नहीं हो पाता और वह मूत्रमार्ग से बाहर निकलने लगती है। इस प्रकार स्थूलता के बाद यदि आहार, काम और आदतों में परिवर्तन नहीं किया गया तो मधुमेह रोग की संभावना सदैव बनी रहती है।

मोटापे से बचाव- मधुमेह रोग को उत्पन्न करने में मोटापे की अहम भूमिका होती है। अतः शरीर को स्थूलता से बचाएं। ऐसे आहार पदार्थों का सेवन करें जिससे शरीर न तो अधिक मोटा हो और न ही अधिक दुबला। साथ ही श्रम या व्यायाम भी नियमित करें। मानसिक तनाव से बचकर रहें। चीनी के बने पदार्थ, तैलीय व गरिष्ठ आहार तथा मिर्च-मसाले के अत्यधिक सेवन से परहेज करें।

आहार में ऐसे पदार्थों का होना जरूरी है, जिनमें प्रोटीन, विटामिंस एवं खनिज तत्त्व आवश्यक मात्रा में पाए जाते हों। हर दिन के आहार में प्रोटीन 50-60 ग्राम, कार्बोहाइड्रेट 100 ग्राम, स्टॉर्चयुक्त पदार्थ 40-50 ग्राम और उचित मात्रा में विटामिंस होने चाहिए। इसके लिए उचित मात्रा में हरी पत्तेदार सब्जियां, सलाद तथा दूध का सेवन करना चाहिए।

❖

सॉफ्ट ड्रिंक्स के साइड इफेक्ट्स

गर्मियों के मौसम में सभी को प्यास बहुत लगती है और उस प्यास को बुझाने के लिए आज सभी पानी की जगह सॉफ्ट ड्रिंक्स कोला, पेप्सी जैसे पेय पदार्थों का इस्तेमाल करते हैं, लेकिन सभी को पता नहीं कि ये ड्रिंक्स किस हद तक नुकसानदायक हो सकते हैं।

अत: इन पेय पदार्थों का प्रयोग करने से पहले हमें किन बातों का ध्यान रखना है तथा इससे कैसी समस्याएं उत्पन्न हो सकती हैं, उसको जानना जरूरी है :-

फल लेना है बेहतर

आज लोग फाइबर के साथ कैलोरी प्रदान करने वाले फल की जगह जूस का इस्तेमाल ज्यादा पसंद करते हैं। जबकि माना जाता है जितनी कैलोरी सॉफ्ट ड्रिंक्स में होती है, उतनी ही कैलोरी जूस में भी होती है, लेकिन इन दोनों से अच्छा फल खाना है, क्योंकि इसमें फाइबर के साथ-साथ विटामिंस तथा मिनरल्स आदि मिलते हैं। इसलिए हमें ज्यादा मात्रा में गर्मियों में फल लेने चाहिए जिससे सभी तत्त्वों की पूर्ति हो जाए।

हड्डियां प्रभावित होती हैं

कैल्शियम की अधिक मात्रा हड्डियों में होती है और कैल्शियम की पूर्ति दूध या दूध से बने पदार्थों से होती है, लेकिन कोला कुछ हद तक हड्डियों को नुकसान पहुंचाता है। कुछ समय बाद हमारे जोड़ों में दर्द शुरू हो जाता है। माना जाता है सॉफ्ट ड्रिंक्स में पाया जाना वाला फास्फोरिक एसिड शरीर में कैल्शियम की मात्रा को कम कर देता है, जिससे क्षरण का खतरा बढ़ जाता है।

सॉफ्ट ड्रिंक्स मोटापे का वाहक हैं

माना जाता है चीनी में करीब 150 से 180 के बीच कैलोरी होती है। सॉफ्ट ड्रिंक्स में जो शक्कर या चीनी मिलाई जाती है, वह इस मात्रा से थोड़ी-बहुत कम होती है। प्रायः लोग एक बार में तीन-चार बॉटल तक कोला पी जाते हैं और उनकी कैलोरी उस हिसाब से बढ़ती जाती है। इससे महीने भर में आपका वजन 1 से 2 किलो तक अपने आप बढ़ जाएगा। अतः यह मोटापा एक बाधक है।

वजन कम करने में मददगार

वैसे तो सॉफ्ट ड्रिंक्स को मोटापे का वाहक माना जाता है, लेकिन कहीं-कहीं यह हमारे वजन को भी कम करने में मददगार होता है, बशर्ते उचित मात्रा में इन पेयों का सेवन किया जाए। ब्रिट्रेन के शोधकर्ताओं के मुताबिक खान-पान में शक्कर की जगह एस्पार्टम को मीठे के तौर पर इस्तेमाल करने से कैलोरी कम मिलती है और वजन घट जाता है, लेकिन इसे प्रयोग करने से पहले डॉक्टर से जरूर पूछें।

शक्कर ही मुख्य समस्या

माना जाता है कोला या अन्य पेय पदार्थों में जो भी कैलोरी की मात्रा बढ़ी होती है, उसका मुख्य कारण उसमें डाली गई शक्कर की मात्रा है। डॉक्टर्स कहते हैं कि 320 मिली. कोला की बोतल में हाई फ्रक्टोस कॉर्न सिरप के तौर पर मिठास होती है, जो कि सामान्य शक्कर के 10 छोटे चम्मच के बराबर होती है। शोधकर्ताओं का यह भी कहना है कि यह शरीर के मेटाबॉलिज्म पर असर डालती है, जिससे ब्लड शुगर कंट्रोल गड़बड़ा जाता है और भूख भी बढ़ जाती है। फिर भी सामान्यतः यह माना जाता है कि इससे एच.एफ.सी.एस. वजन को और डायबिटीज को बढ़ावा मिलता है।

ड्रिंक्स का प्रभाव हमारे शरीर के अंगों के साथ-साथ कई और व्याधियां उत्पन्न करता है। यूनिवर्सिटी ऑफ येल का मानना है, कोला हार्ड बर्न जैसी स्थितियों को पैदा करता है।

माना जा रहा है कि इसमें सिर्फ कोला ही जिम्मेदार नहीं होता, बल्कि कार्बोनेशन से भी पेट फूल जाता है और जलन उत्पन्न होती है। दांत भी प्रभावित होते हैं।

कोला या सॉफ्ट ड्रिंक्स आपके दांतों में कोटर आदि पैदा कर सकते हैं, अगर आपने इसका प्रयोग अधिक मात्रा में किया हो तो। इसके साइड इफेक्ट के चलते मुंह हमेशा सूखा-सूखा रहता है तथा लार पर्याप्त मात्रा में नहीं बन पाता, जिससे मुंह के अंदर मौजूद एसिड घुल नहीं पाता। इससे दांत प्रभावित होते हैं।

इन सभी बातों के बावजूद भी अमेरिकी फूड एंड ड्रग एडमिनिस्ट्रेशन का कहना है कि सॉफ्ट ड्रिंक्स में इस्तेमाल होने वाले कृत्रिम स्वीटनर्स (एस्पर्टम या सुक्रालोस) सुरक्षित हैं। इटली में एक अध्ययन में इसमें खामियां बताई गई थी, लेकिन यूरोपियन फूड सेफ्टी अथॉरिटी ने बाद में इसे बिल्कुल सुरक्षित करार दिया।

अतः कोला सुरक्षित हो या नहीं, लेकिन इतना तो तय है कि जो चीज कृत्रिम है, वह नुकसानदायक होती ही है, उसका प्रभाव हमारे मेटाबॉलिज्म पर पड़ता ही है। अतः सभी इसका सेवन करें, लेकिन संभलकर, क्योंकि यह धीरे-धीरे अपना प्रभाव दिखाता है।

❖

अगर होना हो पतला तो...

यूं तो पतले होने के लिए कई तरह के उपाय हैं, जिन्हें आजमाकर आप अपने वजन को कम कर सकते हैं। हम यहां पर कुछ ऐसे ही उपायों के बारे में बता रहे हैं, जिन्हें अपनाकर आप अपना वजन ही नहीं बल्कि हमेशा के लिए चुस्त-दुरुस्त बने रह सकते हैं। क्या है वे उपाय, आइए जानते हैं :—

एक्सरसाइज

मोटापा कम करने के लिए बहुत से लोग एक्सरसाइज करते हैं, फिटनेस एक्सपर्ट नमिता जैन का कहना है कि, जो लोग मोटे होते हैं, वे तरह-तरह की एक्सरसाइज करते हैं, जबकि जरूरी यह है कि आपके शरीर के हिसाब से कौन-सी एक्सरसाइज की जानी चाहिए। एक्सरसाइज करके आप अपने फैट को कम कर सकते हैं। एक्सरसाइज से बॉडी शेपअप में आती है। रक्त-संचार बढ़ता है, एक्सरसाइज करने से सिर्फ एक्स्ट्रा फैट ही कम नहीं होता बल्कि सेहत भी बरकरार रहती है।

नुकसान

ज्यादा वॉकिंग, जॉगिंग व साइक्लिंग करने से शरीर में दर्द होने की संभावना बनी रहती है। इसलिए बहुत जरूरी है कि आप जो भी एक्सरसाइज करें, वह फिटनेस एक्सपर्ट से पूछकर करें, ताकि आपको यह पता हो कि आपको कितनी एक्सरसाइज करनी है। अगर किसी का पेट ज्यादा है और वह रनिंग, जॉगिंग करता है तो उसे बैक पेन की शिकायत हो सकती है या फिर पैर के तलवों में दर्द होने लगता है।

डाइट

ज्यादातर लोग डाइट प्लान करके अपने फैट को कम करने की कोशिश करते हैं। फिटनेस एक्सपर्ट नमिता जैन का कहना है कि जो लोग डाइट करके अपना वजन कम करना चाहते हैं, उनके लिए जरूरी है कि आप अच्छे न्यूट्रीशियन से सलाह–मशविरा लें, ताकि वह आपको आपके डाइट प्लान के बारे में बता सके। एक अच्छा न्यूट्रीशियन ही बता सकता है कि आपको क्या खाना है और क्या नहीं। डाइट प्लान के जरिए आप अपने वजन को घटा सकते हैं, जरूरी यह है कि इसके लिए भूखा न रहा जाए। डाइट के साथ बेहद जरूरी है कि आप एक्सरसाइज भी करें। अगर आप सही डाइट व सही एक्सरसाइज अपनाते हैं तो आप न केवल फिट रहेंगे, बल्कि आपकी त्वचा पर निखार भी आएगा।

नुकसान

अगर आप दिनभर भूखे रहकर डाइटिंग करके सोचते हैं कि आप पतले हो जाएंगे तो यह आपकी बहुत बड़ी भूल है, क्योंकि भूखे रहकर पतला नहीं हुआ जा सकता है, बल्कि इससे आप कमजोरी महसूस करेंगे। आपके शरीर में हमेशा थकान रहेगी तथा भूखे रहने से आप और भी किसी बीमारी से ग्रस्त हो सकते हैं।

सोना बाथ स्टीम

सोना बाथ या स्टीम बाथ के जरिए भी वजन को कम किया जा सकता है। जो लोग बेहद मोटे होते हैं या फिर बढ़ते वजन के चलते एक्सरसाइज, जिम नहीं कर सकते, उनके लिए यह सोना बाथ उपयोगी हो सकता है। इसमें आपको एक गर्म रूम में बैठाकर बॉडी को हीट किया जाता है, हीट की वजह से बॉडी से पसीना निकलता है तथा कैलोरी बर्न होती है। इसे हफ्ते में दो या तीन बार ही किया जाना चाहिए।

नुकसान

अगर इसे ज्यादा बार किया जाए तो यह आपके लिए घातक सिद्ध हो सकता है। सोना बाथ लेते वक्त ध्यान रखें कि यह सिर्फ 10 मिनट के लिए हो, क्योंकि ज्यादा हीट से आपके शरीर पर नकारात्मक प्रभाव पड़ सकता है।

योगा

योग के जरिए आप अपने वजन को आसानी से कम कर सकते हैं। सूर्य नमस्कार योग का एक ऐसा आसन है, जो कैलोरी को बर्न करने में बेहद ही सहायक है। फिटनेस एक्सपर्ट नमिता जैन का कहना है कि वजन घटाने के लिए योग एक अच्छा तरीका है, लेकिन योग करने से पहले योगा एक्सपर्ट से राय जरूर लें। योग सिर्फ पतला ही नहीं करता, बल्कि यह कई तरह की बीमारियों से भी छुटकारा दिलाता है।

नुकसान

इसमें कोई संदेह नहीं है कि योग वजन कम करने का एक बहुत ही अच्छा उपाय है, बशर्ते इसके सारे आसनों के बारे में आपको जानकारी होनी चाहिए। उदाहरण के तौर पर अगर आपको ब्लड प्रेशर की शिकायत है और आपने सर्वांगासन कर लिया तो आपका ब्लड प्रेशर बढ़ सकता है।

जिम

जिम उन्हीं लोगों के लिए है जिनमें अधिक स्टेमिना होती है, क्योंकि जिम में कई तरह की मशीनें होती हैं और उन्हीं के द्वारा आपके वेट को कम किया जाता है। कार्डियो, ट्रेडमिल, क्रॉस लेग साइक्लिंग आदि मशीनों के जरिए पसीना बहाकर वजन को कम किया जा सकता है। जिम करने से पहले यह भी जानना जरूरी है कि आपको उसके साथ अपनी डाइट को भी कंट्रोल करके रखना होगा, क्योंकि ज्यादा वर्कआउट से आपको भूख लगेगी और अगर आपने अपनी भूख पर नियंत्रण नहीं रखा तो आपका वेट घटने की बजाए और बढ़ जाएगा। सही खान-पान व सही वर्कआउट से आप बॉडी को शेपअप में ला सकते हैं।

नुकसान

जिम में ज्यादा वर्कआउट करके आपके बैक बोन में दर्द हो सकता है। पैरों व घुटनों में भी दर्द हो सकता है। किसी भी वर्कआउट की शुरुआत धीरे-धीरे करें, अग्रेसिव होकर करने से आपके लिए खतरा बन सकता है।

पिल्स व पॉउडर

प्रायः देखा गया है जिन लोगों के पास समय नहीं है, वे पिल्स लेकर अपने मोटापे को नियंत्रित करने की कोशिश करते हैं, जबकि सच तो यह है कि दवाओं के जरिए वजन को कम नहीं किया जा सकता है, लेकिन ऐसा देखा गया है कि वजन कम करने वाली दवाओं का सेवन करने से शरीर कई बीमारियों की चपेट में आ जाता है। इन दवाओं के साइड इफेक्ट भी होते हैं। दवाएं इतनी असरदार नहीं होती हैं, ऐसी दवाओं का सेवन बिना डॉक्टर से पूछे न ही करें तो बेहतर होगा।

सर्जरी

जो लोग बहुत ज्यादा मोटे हो जाते हैं या फिर चल-फिर नहीं सकते, वे सर्जरी के द्वारा पतले हो सकते हैं। गायक अदनान सामी जो कि बहुत मोटे थे, वह सर्जरी के द्वारा अब पतले हो गए हैं। डॉक्टर की सलाह पर कई सेलिब्रिटी लाइपोसक्शन के जरिए सर्जरी करवाकर पतले हो जाते हैं, लेकिन सर्जरी लास्ट ऑप्शन है, मोटापे को कम करने के लिए। सर्जरी उन्हीं लोगों के लिए है जिन लोगों को चलने, उठने, बैठने में परेशानी हो, वही सर्जरी करवाकर अपने वेट को कम कर सकते है।

नुकसान

सर्जरी करवाने के बाद अगर आपने अपने खाने-पीने पर नियंत्रण नहीं रखा तो फिर से वजन बढ़ने की संभावना हो सकती है। सर्जरी करवाने से आगे भविष्य में आप इसके साइड इफेक्ट से भी ग्रसित हो सकते हैं।

वजन कम करने के तरीके तो बहुत हैं, लेकिन यह बेहद आवश्यक है कि आप पतले व स्वस्थ रहने के लिए अपनी दिनचर्या में सही खान-पान व एक्सरसाइज को भी शामिल करें।

बॉडी जैल व मसाज थैरेपी

इस प्रक्रिया में फैट कम होने में थोड़ा वक्त लगता है। आयुर्वेदिक मसाज के जरिए वजन को कम किया जा सकता है। बॉडी जैल व मसाज थैरेपी लेने से फैट कम होने के साथ-साथ मन तनावमुक्त बनता है। मसाज थैरेपी लेने से व्यक्ति की फिजिकल एक्टिविटी में बढ़ोतरी होती है। कहने का तात्पर्य यह है कि व्यक्ति की कार्यक्षमता बढ़ जाने से वह काम में रुचि लेता है तथा हरदम तरोताजा भी महसूस करता है।

मोटापे के लिए योगासन

जब भी कोई मोटापे का शिकार होता है तो सबसे पहले या तो वो अपनी डाइट को कंट्रोल करने लगता है या फिर जिम की ओर रुख करता है। जबकि सच तो यह है कि योग एवं प्राकृतिक उपचार द्वारा बिना किसी दुष्प्रभाव के मोटापे को सरलता से न केवल नियंत्रित किया जा सकता है, बल्कि सुंदर एवं स्वस्थ शरीर भी पाया जा सकता है।

जब भी शरीर में चर्बी बढ़ना शुरू होती है तो उसका सबसे पहला प्रभाव पेट तथा नितंबों पर दिखने लगता है, जो हमें मोटा दर्शाता है। शरीर में जमी इस अतिरिक्त चर्बी को योग के आसनों द्वारा सरलता से घटाया जा सकता है। यूं तो योग में शरीर के लिए कई आसनों का निर्देश है, लेकिन मोटापे के लिए जो सबसे फायदेमंद आसन है, वह हैं- भुजंगासन, उत्तानपादासन, त्रिकोणासन और पश्चिमोत्तानासन। यदि इन आसनों को नियमित किया जाए तो मोटापे से निश्चित ही मुक्त हुआ जा सकता है।

भुजंगासन

- **पहली मुद्रा**- पैरों के पंजे तथा एड़ियां मिलाकर मुंह के बल लेट जाएं। हथेलियां शरीर से 30 सें.मी. की दूरी पर रखें।

विधि- गहरी सांस भरते हुए 15 सें.मी. ऊपर की ओर उठें। मुंह से फुफकार छोड़ते हुए सांस बाहर निकालें और नाभि भीतर की ओर खींचे। सांस लेते हुए धड़ को हथेलियों तथा जांघों से ऊपर की ओर उठाएं तथा आकाश की ओर देखें। फिर धीरे-धीरे सांस छोड़ते हुए धड़ को फर्श पर ले आएं।

- **दूसरी मुद्रा**- हथेलियां शरीर से 15 सें.मी. की दूरी पर रखें।

  विधि- शेष विधि पहले चरण के समान ही रखें।

- **तीसरी मुद्रा**- हाथ शरीर के पास ले जाएं।

  विधि- सांस लेते हुए शरीर को फर्श से 15 सें.मी. ऊपर उठाएं। मुंह से फुफकारने का स्वर निकालें। फिर सांस लेते हुए धड़ को ऊपर उठाएं, नाभि फर्श से छूती रहे। फुफकार से सांस छोड़ें और धड़ भी फर्श पर ले जाएं। चेहरे की दाईं ओर हाथ फैला लें। दोनों पंजे जोड़ें तथा एड़ियां खुली रखते हुए पूरे शरीर को आराम दें।

उत्तानपादासन

- **पहली मुद्रा**- पीठ के बल लेट जाएं, गर्दन के नीचे हाथों की मुट्ठियां बंधी हों, कोहनियां जमीन पर रहें और पांवों में 15 सें.मी. की दूरी बनी रहे।

  विधि- सांस लेते हुए तथा छोड़ते हुए दोनों टांगें फर्श से 15 सें.मी. की ऊंचाई पर उठाएं। पांच मिनट तक सांस लें व छोड़ें और फिर सांस छोड़ते हुए टांगें नीचे ले जाएं।

- **दूसरी मुद्रा**- दोनों टांगें 25 सें.मी. की दूरी पर लें।

  विधि- एड़ियां बाहर तथा पंजे भीतर की ओर हों, टांगें फर्श से 15 सें.मी. ऊंचे उठाएं और 5 मिनट तक सांस लें तथा छोड़ें। गहरी सांस लेते हुए टांगें नीचे ले आएं और सांस छोड़कर आराम करें।

- **तीसरी मुद्रा**- दोनों टांगें 45 सें.मी. की दूरी पर हों।

  विधि- वही प्रक्रिया दोहराएं और आराम करें।

त्रिकोणासन

दोनों टांगें खोलकर सीधे खड़े हो जाएं। दाएं पांव को दाईं ओर मोड़ें और एक कोने में भुजाएं इस तरह फैलाएं कि वे एक सीध में आ जाएं। दाईं ओर मुड़ें और ठीक इसी तरह दायां घुटना भी थोड़ा मोड़ें। दायां हाथ दाएं पांव के पास रखें, दोनों भुजाएं एक ही पंक्ति में हों। बाईं हथेली कमर की ओर उठाएं और ऊपर की ओर देखें।

पहली वाली मुद्रा में लौट आएं और यही प्रक्रिया बाईं ओर भी दोहराएं।

पश्चिमोत्तानासन

- **मुद्रा**- जमीन पर बैठकर अपनी टांगें फैला लें। पंजे शरीर से यथासंभव दूरी पर रहें।
- **विधि**- अब दोनों भुजाएं सांस भीतर लेते हुए ऊपर की ओर उठाएं। हथेलियों का मुंह एक-दूसरे की ओर हो तथा कानों से स्पर्श हो। सांस छोड़ते हुए हाथ नीचे लाएं और हाथों से पांव के अंगूठे पकड़ने का प्रयत्न करें। जब आप ऐसा कर लें तो अपनी एड़ियां हाथों से खींचें और कोहनियां जमीन पर टिका दें। घुटने झुकाए बिना उससे माथा छूने का प्रयत्न करें। इसे दो-तीन बार दोहराएं।
- **लाभ**- यह आसन मोटापा कम करने के लिए बहुत ही उत्तम है। इससे पेट घटता है, हाथ-पैरों की मांसपेशियों पर जोर पड़ता है, कमर तथा नितंबों की चर्बी घटती है एवं पेट के विकार दूर होते हैं।

वज्रासन

- **विधि**- दोनों पावों की एड़ियों को गुदा के दोनों ओर लगाकर घुटनों और पंजों के बल जमीन पर स्थित रहें। दोनों हाथों को जंघाओं पर रखते हुए सीने और गले को सीधा रखें। इस आसन को दूसरे प्रकार से भी किया जाता है, जिसमें दोनों एड़ियां नितंबों के बगल में रहती हैं।
- **लाभ**- इसका पेट पर अच्छा प्रभाव पड़ता है, मेरुदंड, ग्रीवा, हाथ, घुटना, जंघा आदि का खिंचाव होने से और उन पर दबाव पड़ने से वे रोगरहित हो जाते हैं। पाचन-क्रिया तीव्र बनती है। शरीर शक्तिशाली बनता है। सामान्य अवस्था में स्त्रियां यह आसन करें।

धनुरासन

- **विधि**- भूमि पर उलटे अर्थात् पेट के बल लेटकर पैरों को घुटनों में से मोड़ते हुए ऊपर पीठ की ओर ले आएं। हाथों को आगे घुमाते हुए पांवों के अंगूठों को पकड़ लें तथा छाती को आगे निकालते हुए हाथों और पांवों में तनाव उत्पन्न करें, केवल नाभि के आगे-पीछे चार-चार अंगुल पेट ही भूमि पर टिके, सांस अंदर रखना चाहिए।

  इसका दूसरा भेद इस प्रकार है- अंगूठों के स्थान पर टखने के ऊपर से पांवों को पकड़कर पूर्ववत् शरीर को खींचें।
- **लाभ**- छाती और पेट के रोग दूर होकर बलवान होते हैं। पेट की शुद्धि होती है, अजीर्णता व अफारा आदि दूर हो जाते हैं। शरीर की लंबाई बढ़ती है। पेट की आंतें

सुदृढ़ होती हैं। नाभि मूल स्थान पर रहती है। पेट की चर्बी घटती है। कमर पतली बनती है। सामान्य अवस्था में यह आसन करें।

वजन कम करने की अन्य विधियां

चुंबक द्वारा

- उच्च शक्ति (लगभग 2000 ग्रौस) के दो चुम्बक लें। एक चुम्बक का उत्तरी ध्रुव दाएं पैर के नीचे तथा दूसरे चुम्बक का दक्षिणी ध्रुव बाएं पैर के नीचे रखकर प्रतिदिन बैठें।
- पहले दिन पांच मिनट से प्रारंभ करके 20 मिनट तक ले जाएं। उच्च शक्ति चुम्बक के कारण कुछ लोगों में घबराहट हो सकती है। यदि ऐसा हो तो चुम्बक हटाकर दोनों पैर एक साथ टिन या लोहे के टुकड़े पर पंद्रह मिनट तक रखें। चुंबक लगाने के आधे घंटे बाद तक ठंडा पानी न पिएं। गर्म चाय या कॉफी का सेवन कर सकते हैं।
- पेट व कूल्हों की चर्बी कम करने के लिए पेट पर चुम्बकीय बेल्ट बांधें। इसमें कम शक्ति के चुम्बक होने के कारण घबराहट आदि के लक्षण नहीं होते।

सूर्य मुद्रा द्वारा

मुद्रा विज्ञान में अंगूठे को अग्नि का तथा अनामिका (रिंग फिंगर) को पृथ्वी तत्त्व का प्रतीक माना गया है। अंगूठे से यदि अनामिका उंगली को ढक कर दबाया जाए तो इससे शरीर की अतिरिक्त ऊर्जा निकलती है, जिसके माध्यम से चर्बी पिघलती है व मोटापा कम होता है। इसके लिए अनामिका उंगली को अंगूठे की जड़ (जहां से अंगूठा शुरू होता है) पर लगाएं और मुड़ी हुई अनामिका उंगली को अंगूठे से ढक दें। इस मुद्रा को लगभग पैंतालीस मिनट तक रोज करें। हो सके तो दोनों हाथों में इस मुद्रा को बनाएं, लाभ शीघ्र आएंगे।

जल द्वारा निदान

- एक भाग शहद और चौगुना पानी मिलाकर प्रतिदिन प्रातःकाल पीने से मोटापा नष्ट हो जाता है। इसी तरह कुनकुना चावल का मांड पीने से भी दुबला हुआ जा सकता है।
- कत्थई (भूरे) रंग की बोतल में पानी भरकर धूप में रखें। तीन-चार दिन बोतल को धूप में ही रखा रहने दें। चार दिन बाद इस पानी को आधा कप की मात्रा में खाने के दस मिनट बाद प्रतिदिन पीएं।

- रात में तांबे के बर्तन में पानी भरकर रख दें। प्रातःकाल, सूर्योदय से पूर्व, निराहार मुंह, प्रारंभ में दो गिलास व धीरे-धीरे बढ़ाकर 6 गिलास तक पानी पीया करें। सुबह पानी में (एक गिलास) 2 चम्मच शहद मिलाकर पीने से भी मोटापा दूर होता है।
- टब बाथ मोटापा दूर करने का अत्यंत ही लाभदायक उपाय है। इसके लिए खास प्रकार के टब बनाए जाते हैं, जिनमें पानी भरकर आराम से पीछे सिर टिकाकर बैठा जा सकता है। इसमें केवल कमर का हिस्सा ही पानी में डूबा रहना चाहिए। इसके बाद तौलिये से पहले पेट पर हल्का घर्षण करना चाहिए, जिससे मोटापा घटता है। यह क्रिया 10 से 30 मिनट तक की जा सकती है।

मालिश या मसाज द्वारा

- मालिश क्रिया के द्वारा शरीर में जमे हुए बाह्य द्रव्य को निकालने का काम किया जाता है। शरीर पर उचित दबाव क्रिया शरीर में जमी बाह्य सामग्री को तरलता प्रदान करती है, जिससे वह नियमित होने वाली रक्त संचालन क्रिया द्वारा ऑक्सीजन से नष्ट हो जाती है और रक्त पुनः शुद्ध हो जाता है।
- यह दबाव दो प्रकार से दिया जाता है। पहला हाथों और पैरों के द्वारा तथा दूसरा यंत्रों के द्वारा।
- मोटापे की अवस्था में चिकित्सक अपने उचित दबाव का प्रयोग कर कमजोर और रुग्ण शरीर में संचित अतिरिक्त चर्बी को तरल रूप में निकालने का कार्य करता है।
- यंत्रों द्वारा भी यह कार्य अच्छी तरह किया जाता है। इनमें खासकर वाइब्रेशन एवं लहर क्रिया प्रयोग में लाई जाती है। किसी खास अंग की चर्बी निकालने का कार्य यंत्रों द्वारा किया जाता है। इसमें न्यून स्तर से उच्च स्तर तक शरीर को उत्तेजित कर चर्बी घटाने का कार्य सुगमता से किया जाता है।

एक्यूप्रेशर द्वारा

- स्थूलता को दूर करने के लिए एक्यूप्रेशर पद्धति का प्रयोग भी चमत्कारी प्रभाव वाला है। एक्यूप्रेशर विशेषज्ञों के अनुसार जिगर, आमाशय, अंतड़ियों तथा गुर्दों से संबंध रखने वाले छाया बिंदुओं पर दबाव डालकर स्थूलता पीड़ित शीघ्र लाभान्वित हो सकते हैं। ये छाया बिंदु हाथों और पैरों में स्थित होते हैं।

- दाहिने कंधे के मध्य भाग में प्रेशर देना भी स्थूलता निवारण हेतु उपयोगी है, क्योंकि इस प्रेशर से प्रभावित व्यक्ति कम खाने का आदी बन जाता है। उसकी यह आदत भी चर्बी को नियंत्रित रखने में सहायक सिद्ध होती है।
- इसके अलावा हथेलियों पर धीरे-धीरे सरसों तेल की मालिश करना और छोटा बेलन घुमाना भी फायदेमंद है। इसी प्रकार पैरों पर भी लकड़ी, रबड़ या रोल से प्रेशर देने से स्थूलता दूर होती है।

❖

मोटापे पर कैसे लगाएं लगाम?

वर्तमान जीवन में वैसे तो काफी बदलाव हुए हैं। लोगों ने अपनी फिटनेस को ध्यान में रखकर अपने खान-पान और दिनचर्या को काफी हद तक बदला है, परन्तु फिर भी बाजारवाद की अवधारणा के कारण लोगों ने बाहर का खाना खाना प्रारंभ कर दिया है, जिससे वे मोटापे का शिकार हुए हैं। मोटापा एक ऐसा रोग है, जो अपने साथ विभिन्न असाध्य रोगों को भी लाता है और व्यक्ति की दुनिया रोगों से भर देता है। मोटापे को अगर शुरुआती अवस्था में ही रोका न जा सका तो यह एक जटिल रोग बन जाता है।

बहरहाल आज भी कई ऐसे डॉक्टर एवं वैज्ञानिक हैं, जो इस बीमारी को सरलता से मिटाने के महत्त्वपूर्ण उपाय खोज रहे हैं और नई खोज एवं आविष्कारों के चलते कुछ ऐसी विधियां, इलाज एवं दवाइयां उभरकर सामने आई हैं जिनसे मोटापे को दूर किया जा सकता है। प्रस्तुत है मोटापे से संबंधित कुछ प्रमुख शोध :—

ब्राउन फैट करेगा मोटापे से फाइट

कुछ वैज्ञानिकों ने पहली बार ब्राउन फैट बनाने का दावा किया है, जो गर्मी पैदा कर भारी मात्रा में ऊर्जा खपत करने में सक्षम होगा। वैज्ञानिकों का दावा है कि यह ब्राउन फैट मोटापे पर लगाम लगाने का अत्याधुनिक हथियार साबित हो सकता है। लोग मोटापे के तब शिकार

होने लगते हैं, जब उनमें ऊर्जा जमा होने लगती है, और यह सफेद-सफेद वसा के रूप में शरीर में अपना घर बनाने लगती है। यह सफेद वसा संरक्षित ऊर्जा का भंडार होती है। लेकिन ब्राउन फैट इसमें गर्मी पैदा कर सफेद वसा को खत्म करने में कारगर साबित होगा।

'सिडनी के गारवान इंस्टीट्यूट ऑफ मेडिकल रिसर्च' की एक टीम ने पाया है कि वयस्कों में स्टेम सेल से कल्टर कर ब्राउन फैट बनाया जा सकता है। 'डॉ. पॉल ली' और 'प्रो. केन हो' के नेतृत्व में वैज्ञानिकों ने प्रयोगशाला में छह रोगियों के उत्तकों से सफलतापूर्वक ब्राउन फैट का विकास किया, जबकि दो रोगियों में पहले से ब्राउन फैट मौजूद था।

फल और सब्जियों से मोटापे में कमी

एक अध्ययन में यह बात सामने आई है कि ढेर सारे फलों एवं सब्जियों के सेवन से मोटापा नहीं बढ़ता। अध्ययन में पता चला है कि जब कार्बोहाइड्रेट में पाए जाने वाले ग्लूकोज की आपूर्ति कम हो जाती है तो लोग अपनी इच्छाओं पर नियंत्रण रखने की क्षमता खोने लगते हैं और खाने की उनकी इच्छा बढ़ती जाती है।

शोध के अनुसार दिमाग को ऊर्जा देने वाले ग्लूकोज की कमी से लोग लाचार हो जाते हैं। ग्लूकोज की हल्की कमी भी कार्बोहाइड्रेट की जबर्दस्त ललक जगाती है।

अध्ययन के मुताबिक ताजे फल, सब्जियां, पास्ता आदि अच्छे कार्बोहाइड्रेट हैं। दिमाग में ग्लूकोज की कमी नहीं होने देना दुबला बने रहने का राज हो सकता है।

प्रोटीन घटाएगा मोटापा

अगर आप मोटापे के कारण खान-पान और कैलोरी में कटौती कर रहे हैं तो उसे बंद कर दीजिए। आप बस ज्यादा मात्रा में प्रोटीन खाना शुरू कर दीजिए। एक हालिया शोध में यह दावा किया गया है कि भोजन में प्रोटीन की मात्रा बढ़ाने से आपका वजन कम होने लगेगा।

'यूनिवर्सिटी ऑफ सिडनी' के शोधकर्ताओं ने अपने अध्ययन में पाया है कि भोजन में कम प्रोटीन की मात्रा आपको ज्यादा ऊर्जा लेने के लिए उकसाती है और इससे लोग ज्यादा खाने लगते हैं। शोधकर्ताओं ने यह भी पाया कि भोजन में प्रोटीन की ज्यादा मात्रा भूख से लड़ने के लिए मददगार साबित होती है। इस अध्ययन के माध्यम से यह बात पहली बार सामने आई है कि भोजन में प्रोटीन की मात्रा भूख और व्यक्ति में भोजन लेने की मात्रा के लिए महत्त्वपूर्ण भूमिका निभाती है। यह तरीका पूरी दुनिया के लिए बीमारी की शक्ल ले चुके मोटापे से बचने का बेहद अच्छा तरीका है।

अध्ययन के मुताबिक प्रोटीन की भूख हर इंसान को होती है और अगर इसे उचित मात्रा में किया जाए तो भोजन की भूख कम हो जाती है।

ड्राईफ्रूट खाइए, मोटापा घटाइए

अगर आपको मोटापे से बचना है तो रोजाना थोड़ी मात्रा में मेवे का सेवन करें। 'डेली एक्सप्रेस' के मुताबिक स्पेन में अनुसंधानकर्ताओं ने एक अध्ययन को अंजाम दिया और पाया कि रोजाना एक औंस पानी, बिना छिलका उतारे बादाम या अखरोट से चर्बी नहीं बढ़ती। शोधकर्ताओं के मुताबिक बादाम आदि दिमाग में मौजूद रसायन सेरोटोनिन के स्तर को बढ़ाते हैं। यह रसायन भूख के एहसास को कम कर देता है और आनंद की अनुभूति देता है। यह दिल को भी दुरुस्त रखता है।

❖

मोटापा दूर करने में सहायक है स्नान

संतुलित भोजन, धूप-स्नान और स्वच्छ वायु का प्रयोग किसी भी अवस्था में लाभदायक है। चूंकि प्राकृतिक चिकित्सा, प्रकृति के उचित उपयोग के द्वारा जीवन को सुखी, हर्षयुक्त और दीर्घायु बनाने पर ही सर्वाधिक बल देती है, अतः इन जीवनदायक नियमों का पालन कर केवल मोटापा ही नहीं, वरन् अन्य कई भयंकर बीमारियों से भी बचा जा सकता है।

शरीर के तापक्रम को स्वाभाविक अवस्था में बनाए रखने के लिए निम्न साधनों और क्रियाओं का उचित प्रयोग कर मोटापा दूर किया जा सकता है।

टब बाथ (कटिस्नान)

टब बाथ मोटापा दूर करने का अत्यंत ही लाभदायक उपाय है। इसके लिए खास प्रकार के टब बनाए जाते हैं, जिनमें पानी भरकर आराम से पीछे सिर टिकाकर बैठा जा सकता है। इसमें केवल कमर का हिस्सा ही पानी में डूबा रहना चाहिए। इसके बाद एक छोटे तौलिए से पहले पेट पर हल्का घर्षण करना चाहिए, जिससे मोटापा घटता है। इस क्रिया को 10 से 30 मिनट तक किया जा सकता है।

वैज्ञानिक नियम के अनुसार ठंडक ताप की ओर दौड़ती है, अतः इस अर्धस्नान से शरीर के सूखे भाग की गर्मी पेट की ओर आती है और पेट की ठंडक गर्मी को शांत करने का कार्य करती है। इस विधि के प्रयोग से संचित चर्बी के विनष्टीकरण से वजन क्रमशः बिना किसी कमजोरी या कष्ट के कम हो जाता है।

स्टीम बाथ (भापस्नान)

यह साधन भी वजन कम करने में अति प्रभावी है। इसमें भापस्नान के निमित्त एक चेंबर बना रहता है, जिसमें कुर्सी पर बैठकर या खड़े होकर संपूर्ण शरीर को भापस्नान दिया जाता है। भापस्नान लेने वाले व्यक्ति का सिर वाला हिस्सा चेंबर के बाहर रहता है, जिसे गीले तौलिए से ढक दिया जाता है। स्नान लेने के क्रम में आवश्यकता होने पर व्यक्ति को पानी पीने के लिए दिया जा सकता है। स्टीम बाथ की समय सीमा 20 से 40 मिनट तक की ही होनी चाहिए।

फुट बाथ (पादस्नान)

अधिक चर्बी एकत्रित होने से जब गर्मी उत्पन्न होती है, तब ग्रहण की हुई भोजन सामग्री का रस परिपाक नहीं हो पाता, बल्कि यह तापमान के द्वारा शुष्क हो जाती है। इस बाधा के कारण पैरों के तलवों के भाग में तेज दर्द उठता है। इस उष्णता को फुट बाथ के जरिए दूर किया जा सकता है। फुट बाथ से नियमित मल-निष्कासन क्रिया स्वाभाविक होती है, जिससे चर्बी संग्रह कम होता है और मोटापे के नियंत्रण में सहायता मिलती है।

मालिश (मसाज)

मालिश क्रिया के द्वारा शरीर में जमे हुए बाह्य द्रव्य को निकालने का कार्य किया जाता है। शरीर पर उचित दबाव क्रिया शरीर में जमी बाह्य सामग्री को तरलता प्रदान करती है, जिससे वह नियमित होने वाली रक्त-संचालन क्रिया के द्वारा ऑक्सीजन से नष्ट हो जाती है और रक्त पुनः शुद्ध हो जाता है। यह दबाव दो प्रकार से दिया जाता है। पहला हाथों और पैरों के द्वारा तथा दूसरा यंत्रों के द्वारा।

मोटापे की अवस्था में चिकित्सक अपने उचित दबाव का प्रयोग करके कमजोर और रुग्ण शरीर में संचित अतिरिक्त चर्बी को तरल रूप में निकालने का कार्य करता है।

यंत्रों द्वारा भी यह कार्य अच्छी तरह किया जाता है। इनमें खासकर वाइब्रेशन एवं लहर क्रिया प्रयोग में लाई जाती है। किसी खास अंग की चर्बी निकालने का कार्य यंत्रों द्वारा किया जाता है। इसमें न्यून स्तर से उच्च स्तर तक संपूर्ण शरीर को उत्तेजित कर चर्बी घटाने का कार्य सुगमता से किया जाता है।

तैराकी

नदी, तालाब अथवा सागर की लहरों में शरीर को क्रियान्वित करने का कार्य अत्यंत लाभदायक है। इसमें जहां पानी का संपर्क शरीर की उष्णता नष्ट करता है, वहीं शारीरिक परिश्रम शरीर में स्थित चर्बी को घटाने का कार्य तत्परता से करता है। इसलिए खेल-कूद और तैराकी में रत व्यक्ति को कभी मोटापा नहीं घेर पाता है।

❖

तनाव से भी होता है मोटापा

मोटापा और तनाव आज के समय की सबसे गंभीर बीमारियों में से एक है, जिससे विश्व के अधिकांश लोग पीड़ित हैं। वहीं यह दोनों ही रोग भले अलग-अलग हों पर आपस में संबंधित हैं। कई शोधों में ऐसा दवा किया गया है कि तनाव होने पर व्यक्ति का मोटापा बढ़ता है। क्या है सच, आइए जानते हैं :—

मोटापा होने के कारणों पर जब चर्चा की जाती है तो यह कहा जाता है कि गलत खान-पान, अनियमित दिनचर्या इसको बढ़ाते हैं। पर कई शोधों में हुए अध्ययन के आधार पर यह निकलकर आया है कि तनाव होने पर मोटापा भी बढ़ता है। शोध में पाया गया कि लगातार तनाव की गिरफ्त में रहने वाले लोगों में वजन बढ़ने की समस्या हो जाती है। लंबे समय तक तनाव झेलने के बाद आपके वजन पर इसका असर साफ दिखाई देता है।

तनाव और मोटापे के बीच एक गहरा संबंध है। अक्सर ऐसा होता है जब व्यक्ति तनाव में होता है तो वह सामान्य भोजन की तुलना में अधिक भोजन ग्रहण करता है, जिसके कारण भी व्यक्ति के वजन में वृद्धि होने लगती है।

तो वहीं तनाव की वजह से कई लोगों को नशे की लत लग जाती है। ज्यादा तनाव में व्यक्ति को सिगरेट और शराब की लत भी लग जाती है, जो समस्या को हल करने के बजाय तनाव को बढ़ाती है और वजन भी तेजी से बढ़ता है।

तनाव कैसे बढ़ाता है मोटापा

- बहुत अधिक तनाव से कार्टिसोल हार्मोन का निर्माण होता है, जिसे तनाव हार्मोन के नाम से भी जाना जाता है। अगर आपको लगता है कि स्वस्थ आहार के द्वारा आपका शरीर तंदरुस्त रहेगा तो यह गलत है, क्योंकि तनाव की वजह से कार्टिसोल हार्मोन होता है जो कि मेटाबॉलिज्म को सुस्त कर देता है, जिसकी वजह से खाना अच्छे से पच नहीं पाता है और वजन बढ़ने लगता है।
- तनाव की वजह से शरीर में कोलेस्ट्राल का स्तर बढ़ता है, जिसके कारण भी शरीर का वजन बढ़ता है।
- शरीर में वसा की मात्रा बढ़ते तनाव की वजह से बढ़ती है। वसा बढ़ने से वजन बढ़ता है।
- तनाव के कारण कहीं-न-कहीं व्यक्ति की दिनचर्या बिगड़ जाती है जिसका सीधा असर पाचन क्रिया पर पड़ता है, जो मोटापा बढ़ने का एक प्रमुख कारण है।
- तनाव के कारण नींद कम आने की वजह से भी वजन बढ़ता है।
- अक्सर अपनी आर्थिक जरूरतों को पूरा करने के लिए आदमी तनाव में रहता है और खाने की गुणवत्ता पर ध्यान दिए बिना ही वह उसे खा लेता है, इसलिए अक्सर खराब क्वालिटी और तला हुआ खाना खाने से भी वजन बढ़ता है।

तनाव कैसे दूर भगाएं

- योग और प्राणायाम एक ऐसी विधा है, जो आपको तनाव से मुक्ति दिलाने में मदद करेगी। यह न केवल शरीर की चर्बी घटाने में मदद करता है, बल्कि मानसिक शांति भी देता है।
- तनाव से बचने के लिए खुद को अच्छी आदतों के साथ व्यस्त रखें। डांस, घूमना-फिरना, अच्छी किताबें पढ़ना, कसरत करना आदि गतिविधियों से भी तनाव दूर किया जा सकता है।
- अच्छा खाना खाएं और सकारात्मक विचारों से खुद को लैस करें। इससे तनाव से लड़ने में मदद मिलेगी।
- सीमित व जिन कार्यों एवं लक्ष्यों को आप आसानी से पूर्ण कर पाएं, उतने ही लक्ष्य बनाएं। ❑

मोटापे में क्या न खाएं

मोटापा आज के समय का एक ऐसा रोग है, जो लग जाए तो फिर जल्दी पीछा नहीं छोड़ता। इसके होने का जो सबसे मूल कारण है, वह है हमारा खान-पान। जिस पर हमारा कंट्रोल शायद नहीं होता। ऐसा भी नहीं है कि हमें मोटापा कम करने के लिए बिल्कुल खाना-पीना छोड़ देना चाहिए बस क्या नहीं खाना, इसका ज्ञान होना आवश्यक है। कौन से हैं वो आहार जिनके सेवन से हमें बचना चाहिए। आइए जानते हैं:—

आम और अनानास

वजन घटाने के लिए फल सबसे सही हैं और इनसे आपको पोषण भी मिलता रहता है, इनसे शरीर को लिक्विड के साथ-साथ सभी जरूरी विटामिंस भी मिल जाते हैं, लेकिन मोटापा में आम और अनन्नास न ही खाएं तो बेहतर हैं, क्योंकि ये दोनों फल खाने में तो बहुत स्वादिष्ट होते हैं, लेकिन इनमें मौजूद कैलोरीज वजन कम करने में रुकावट पैदा कर सकती है।

शहद

ऐसा कहा जाता है कि केवल कृत्रिम मिठास ही हानिकारक होती हैं, इसलिए चीनी या मीठे की जगह हर कोई शहद खाता है। सभी को लगता है कि रोजाना शहद का सेवन वजन कम

करने में सहायक है, क्योंकि यह एंटी-फंगल और एंटी-बैक्टिरियल है। इसी वजह से इसे हेल्दी मीठा माना जाता है, लेकिन शहद में मौजूद किलोजूल चीनी की ही तरह हानिकारक होता है। इसीलिए शहद का सेवन करें, तो करें, लेकिन कम मात्रा में।

पीनट बटर

बाकी मक्खनों के मुकाबले पीनट बटर को ज्यादा हेल्दी माना जाता है, लेकिन सिर्फ एक चम्मच से शरीर को 200 कैलोरीज मिलती है, जो कि सही नहीं है। इसलिए इसे भी कम ही खाएं तो अच्छा है।

दही

घर का बना दही प्रोटीन का सबसे बेहतर डेयरी प्रोडक्ट है। यह खाने को पचाने के अलावा हड्डियों को भी मजबूत बनाता है। लोग वजन घटाने के लिए इसका ज्यादा सेवन करते हैं, लेकिन इसका ज्यादा सेवन घटते वजन में रुकावट ला सकता है।

अखरोट

अखरोट एक बहुत ही महत्त्वपूर्ण एवं पौष्टिकता से भरपूर ड्राई फ्रूट है। अखरोट विटामिन ई, आयरन, पोटैशियम, जिंक, एंटी-ऑक्सीडेंट्स और ओमेगा-3 फैटी से भरपूर होता है। वजन घटाने के लिए इसे डाइट में भी शामिल किया जाता है, लेकिन कई बार इसके छोटे साइज के चक्कर में इन्हें ज्यादा खा लिया जाता है। पर यह जरूरी है कि जो भी खाएं, उसकी एक सीमित मात्रा हो। इसीलिए जरूरी है कि इन्हें गिनकर खाया जाए, नहीं तो हर बार आप ज्यादा अखरोट के जरिए 50 से 80 प्रतिशत फैट्स रोजाना खाते रहेंगे।

चीनी से बने खाद्य पदार्थ का उपयोग

चीनीयुक्त पेय पदार्थ मधुमेह, मोटापा और हृदय रोग के जोखिम को बढ़ाते हैं। कैंडी, आइसक्रीम, कुकीज, चावल, हलवा, पेस्ट्री, केक, मीठा दही, उच्च चीनीयुक्त अनाज, बिस्कुट जैसे उच्च चीनी खाद्य पदार्थ को खाने से बचें।

नहीं खाना चाहिए परिष्कृत तेल

वजन कम करने के लिए इस बात का ध्यान रखें कि आप कैनोला तेल, सोयाबीन तेल, मकई का तेल, अंगूर के बीज का तेल—इन सभी तेलों का उपयोग जहां तक संभव हो न करें।

न करें उच्च वसा वाले खाद्य पदार्थ का सेवन

क्रीम, मक्खन या मार्जरीन, फ्रेंच फ्राइज, चिप्स, तला हुआ भोजन, भुजिया जैसे फास्ट फूड और सभी प्रकार का मांसाहारी भोजन उच्च वसा के अच्छे स्रोत हैं। ये सभी पदार्थ वजन और मोटापा बढ़ाने के लिए जिम्मेदार होते हैं। अत: यदि आप मोटापे से ग्रस्त हैं तो इनका सेवन कदाचित न करें।

बचें परिष्कृत अनाज के सेवन से

परिष्कृत अनाज का सेवन मोटापे को बढ़ाता है। मोटापा कम करने के लिए सफेद रोटी, सफेद पास्ता (white pasta), बिस्कुट सहित परिष्कृत अनाज वाले उत्पाद को अपने आहार में शामिल न करें।

❐

मोटापे से बचाए आयुर्वेदिक उपाय

आयुर्वेद एक प्राचीन चिकित्सा पद्धति है, जिसके माध्यम से अनेक रोगों का इलाज किया जाता है। ऐसा ही एक गंभीर रोग है जिससे अधिकांश लोग पीड़ित हैं और वो है मोटापा। मोटापा से छुटकारा पाने के लिए लोग तरह-तरह के उपाय करते हैं, उसके बाद भी मोटापा उनका पीछा नहीं छोड़ता। ऐसे में आयुर्वेद कैसे हमें मोटापे से निजात दिला सकता है? वह कौन से उपाए हैं, जिन्हें हमें अपनाना चाहिए और जिनसे वजन कम हो? आइए जानते हैं :—

एलोवेरा

आयुर्वेद की एक गुणकारी औषधि है एलोवेरा, इसके सेवन से आप अपना वजन तेजी से कम कर सकते हैं। एलोवेरा के तमाम फायदे हैं। एलोवेरा का जेल, जूस या स्मूदी वजन घटाने का रामबाण उपाय माना जाता है। एलोवेरा को बीच से काटकर इसका जेल आसानी से निकाला जा सकता है। एलोवेरा में मल्टी विटामिन, लवण, एंजाइम, कार्बोहाइड्रेट, अमीनो

एसिड, सेलिसिलिक एसिड और कई दूसरे पोषक तत्त्व यानी न्यूट्रिएंट्स पाए जाते हैं, जो वजन कम करने में सहायक होते हैं।

गुग्गुल

गुग्गुल वजन कम करने के लिए एक शानदार आयुर्वेदिक नुस्खा माना जाता है। यह फैट कम करने में मदद करता है। साथ ही मेटाबॉलिज्म को बढ़ाता है जिससे वजन नहीं बढ़ता है। गुग्गुल के सेवन से शरीर की पाचन क्रिया सही रहती है और वजन को नियंत्रित करने में मदद मिलती है। गुग्गुल को रोजाना गर्म पानी के साथ लेने से पाचन ठीक होता है।

गार्सिनिया कंबोजिया

मोटापा कम करने के लिए गार्सिनिया भी फायदेमंद होता है। गार्सिनिया कंबोजिया एक प्रकार का फल होता है। इसे मोटापा कम करने के बेहतरीन सप्लीमेंट के रूप में जाना जाता है। इसका उपयोग मोटापा, जठर-संबंधी घाव, वजन घटाने आदि के लिए किया जाता है। यह मेटाबॉलिज्म को बढ़ाता है एवं भूख को कम करता है, लेकिन इसके सेवन से पहले आपको डॉक्टर की सलाह जरूर लेनी चाहिए।

त्रिफला चूर्ण

यदि आप ज्यादा चर्बी या मोटापे से परेशान हैं तो त्रिफला का सेवन करें। त्रिफला चूर्ण बहेड़ा, आंवला और हरड़ से बनता है। इसलिए इसे त्रिफला चूर्ण कहा जाता है यानी तीन चूर्ण का मिश्रण। ये तीनों चीजें शरीर के लिए बहुत लाभदायक होती है। त्रिफला किसी भी आयुर्वेदिक दुकान में मिलता है। यह कब्ज से राहत दिलाता है, हाजमे की शक्ति को ठीक करने के साथ मेटाबॉलिज्म बढ़ाता है और शरीर के टॉक्सिक तत्त्वों को बाहर निकालता है। जानकारों के मुताबिक हर रात को त्रिफला का चूर्ण गर्म पानी में भिगोकर रखने और सुबह शहद के साथ पीने से वजन तेजी से घटता है।

विजयसार

पेट की चर्बी कम करने के लिए विजयसार एक आयुर्वेदिक औषधि है, वजन कम करने के लिए विजयसार की हर्बल चाय का सेवन आप कर सकते हैं। डायबिटीज रोगियों को ब्लड शुगर कम करने के लिए आयुर्वेद में विजयसार को दवा के रूप में दिया जाता है। शरीर में जमी चर्बी को कम करने में विजयसार काफी मददगार होता है।

दालचीनी

दालचीनी का इस्तेमाल अमूमन हर घर के किचन में होता है। यह सिर्फ खाने का स्वाद ही नहीं बढ़ाती, बल्कि वजन कम करने में भी मददगार है। दालचीनी का सेवन करने से मोटापा दूर होता है। इससे मेटाबॉलिज्म बढ़ता है। अगर आप वजन कम करना चाहते हैं तो दालचीनी की चाय का सेवन करें। मोटापा घटाने के लिए आप दालचीनी को भी अपने डेली रुटीन में शामिल कर सकते हैं। दालचीनी लगभग हर घर के किचन में इस्तेमाल की जाती है। यह शरीर के मेटाबॉलिज्म को तेज करती है जिससे शरीर का वजन घटाने में मदद मिलती है। दालचीनी की चाय में कैलोरीज नहीं होती और यह शरीर में मौजूद कैलोरीज को कम करने में मददगार साबित होती है। रोजाना दालचीनी की चाय का सेवन करने से आपके शरीर का फैट तेजी से घटता है।

हर्बल टी

हर्बल टी की मदद से भी मोटापा को कम किया जा सकता है। इस चाय को नियमित पीने से पेट की चर्बी कम होती है और फैट भी कम होता है। जिन लोगों को योगा या फिर एक्सरसाइज करने में दिक्कत होती है, वे इसे पीकर मोटापे को भगा सकते हैं। इस चाय को पीने से शरीर का फैट कम होता है और जिससे वजन कम होने लगता है। वजन कम करने के लिए इसे दिन में 2 बार यानी एक कप सुबह और एक कप शाम को पीना चाहिए।

गिलोय

गिलोय, हरड़, बहेड़ा और आंवला के संयुक्त मिश्रण का काढ़ा बनाकर इसमें शुद्ध शिलाजीत मिलाकर खाने से मोटापा दूर होता है और पेट व कमर की अधिक चर्बी कम होती है। गिलोय 3 ग्राम और त्रिफला 3 ग्राम को कूटकर चूर्ण बना लें और यह सुबह-शाम शहद के साथ चाटने से मोटापा कम होता है। गिलोय, हरड़ और नागरमोथा बराबर मात्रा में मिलाकर चूर्ण बना लें। इसका 1-1 चम्मच चूर्ण शहद के साथ दिन में 3 बार लेने से त्वचा का लटकना यानी अधिक चर्बी का कम होना शुरू हो जाता है।

नींबू और शहद

हर सुबह, ब्रश करने के ठीक बाद, सबसे पहले आपको नींबू का रस और शहद के साथ गर्म पानी पीना चाहिए। इन दोनों का सेवन भूख को कम कर देता है, शरीर को डी-टॉक्सिफाई करता है और आपके स्वास्थ्य को प्रभावित किए बिना वजन घटाने में सहायता करता है।

सोंठ

सोंठ, जवाखार, कांतिसार, जौ और आंवला बराबर मात्रा में लेकर पीसकर छान लें और इसमें शहद मिलाकर पिएं। इससे मोटापे की बीमारी समाप्त हो जाती है। सोंठ, कालीमिर्च, छोटी पीपल, चव्य, सफेद जीरा, हींग, कालानमक और चीता बराबर मात्रा में लेकर अच्छी तरह से पीसकर चूर्ण बना लें। सुबह 6 ग्राम चूर्ण को गर्म पानी के साथ पीने से मोटापा कम होता है।

पुनर्नवा

वैसे तो पुनर्नवा का उपयोग यूरिन इंफेक्शन और किडनी की सफाई में किया जाता है, लेकिन आयुर्वेद के अनुसार पुनर्नवा में मूत्रवर्धक गुण पाए जाते हैं, जो वजन कम करने में भी मददगार होता है।

मेथी

मेथी के सेवन से डायबिटीज रोगी ब्लड शुगर लेवल को कम करते हैं। जो लोग मोटापे के शिकार हैं, उनके लिए मेथी दाने का पानी बहुत फायदेमंद होता है। अगर आप भी तेजी से वजन कम करना चाहते हैं तो मेथी का सेवन कर सकते हैं। जल्दी वजन कम करना चाहते हैं तो रात में मेथी दाने को पानी में डालकर रख दें। सुबह उठकर इस पानी का सेवन करें। कुछ ही सप्ताह में वजन कम होने लगता है। इसके अलावा आप मेथी पॉउडर का सेवन भी अपनी डाइट में कर सकते हैं।

अजवायन

अजवायन 20 ग्राम, सेंधानमक 20 ग्राम, जीरा 20 ग्राम और कालीमिर्च 20 ग्राम को कूटकर चूर्ण बना लें और यह चूर्ण प्रतिदिन सुबह खाली पेट छाछ के साथ पिएं। इससे शरीर की अधिक चर्बी नष्ट होती है।

ईसबगोल

ईसबगोल का नियमित सेवन करने से कोलेस्ट्राल नियंत्रित होता है और शरीर में अधिक चर्बी नहीं बनती।

तुलसी

तुलसी के कोमल और ताजे पत्ते को पीसकर दही के साथ बच्चे को सेवन कराने से अधिक चर्बी बनना कम होता है। तुलसी के पत्तों के 10 ग्राम रस को 100 ग्राम पानी में मिलाकर पीने से शरीर का ढीलापन व अधिक चर्बी नष्ट होती है। तुलसी के पत्तों का रस 10 बूंद और 2 चम्मच शहद को एक गिलास पानी में मिलाकर कुछ दिनों तक सेवन करने से मोटापा कम होता है।

❐

मोटापे को कम करने की सर्जरी-लिपोसक्शन

लोग मोटापा दूर करने के लिए तमाम तरह के उपाय करते हैं, जैसे- योग करना, खान-पान संबंधी सावधानियां बरतना, विभिन्न प्रकार की डाइट अपनाना या अन्य उपाय करना। इन उपायों को करने पर निश्चित ही वजन कम होता है, पर इसके लिए व्यक्ति को लंबे समय तक इंतजार करना पड़ता है। फिर तब कहीं जाकर उसका मोटापा कम होता है। आज मोटापा दूर करने के लिए लोग लिपोसक्शन, एक प्रकार की शल्य चिकित्सा, का प्रयोग खूब कर रहे हैं। क्या है लिपोसक्शन? किस प्रकार से मोटापा कम करने में सहायक है? इसके लाभ एवं हानियों के साथ इसके बारे में आइए विस्तार से जानते हैं :—

लिपोसक्शन क्या है?

लिपोसक्शन को लिपोप्लास्टी भी कहते हैं। यह कॉस्मेटिक सर्जरी की एक तकनीक है, इससे कम समय में शरीर के मोटापे को आसानी से कम किया जा सकता है। इसके जरिए शरीर के विभिन्न हिस्सों से अतिरिक्त वसा को बाहर निकालकर शरीर को सुडौल और आकर्षक

बनाया जाता है। इस तकनीक से शरीर में छिपे हुए स्थानों में छोटे छिद्र बनाकर विशेष उपकरणों की सहायता से अतिरिक्त वसा को बाहर निकाल दिया जाता है। इस प्रक्रिया में लगने वाला समय इस बात पर निर्भर करता है कि शरीर में कितनी वसा है। इस तकनीक में जांघों, कूल्हों, पेट, गर्दन, ठोड़ी, कंधों, छाती और कमर पर से चर्बी को कम किया जाता है।

किस प्रकार होता है ट्रीटमेंट ?

लिपोसक्शन में सर्जरी करने से पहले व्यक्ति के शरीर की जांच की जाती है। ब्लड प्रेशर और शुगर लेवल के नॉर्मल रहने पर ही ऑपरेशन किया जाता है, जिससे संबंधित व्यक्ति को कोई परेशानी न हो। इस ट्रीटमेंट में एक सक्शन मशीन को कैनुला के साथ जोड़ा जाता है। जिस जगह से वसा को निकालना है, वहां छुपे स्थानों में छोटे-छोटे छिद्र बनाए जाते हैं। इन्हीं छिद्र की सहायता से त्वचा और मांसपेशियों के बीच मौजूद अतिरिक्त चर्बी को बाहर निकाला जाता है। इस ट्रीटमेंट में किसी भी तरह के टांके नहीं लगाए जाते। ऑपरेशन के दौरान बनाए गए सूक्ष्म छिद्र कुछ दिनों में खुद ही भर जाते हैं। आपके शरीर की चर्बी को कम होने में कितना वक्त लगेगा, यह इस बात पर निर्भर करता है कि आप कितने मोटे हैं।

लिपोसक्शन कराने से पहले

लिपोसक्शन में ऑपरेशन के माध्यम से मोटापा कम किया जाता है। इसलिए यह आवश्यक है कि इसे कराने के लिए प्लास्टिक सर्जन से परामर्श जरूर कर लें। लिपोसक्शन कराने से पहले यह जानकारी कर लें कि यह आपके शरीर के लिए फायदेमंद रहेगा या नहीं। ऐसा न हो कि आपको इससे कोई फायदा न हो, बल्कि आपके लिए परेशानी और बढ़ जाए।

ऑपरेशन के बाद

ऑपरेशन के बाद छिद्रों से कुछ रिसाव हो सकता है। उससे परेशान होने की जरूरत नहीं है। कई बार सूजन और दर्द की शिकायत भी हो सकती है, जो कुछ समय बाद खुद ही ठीक हो जाती है। ऑपरेशन के बाद भी डॉक्टर से नियमित चेकअप करवाएं। कुछ भी परेशानी हो तो डॉक्टर से संपर्क करें। लिपोसक्शन के जरिए एक बार तो आप अपने शरीर को सही आकार दे देंगे, लेकिन फिर उसे बनाए रखने के लिए नियमित रूप से व्यायाम करें और अपने खान-पान पर नियंत्रण रखें। इस ऑपरेशन के बाद भी अधिक वसा वाला खाना खाने से आपके शरीर के उन हिस्सों पर फिर से चर्बी जमा हो सकती है।

क्या स्थायी उपचार है लिपोसक्शन?

लिपोसक्शन मोटापे का स्थायी उपचार नहीं है। यदि आप लिपोसक्शन सर्जरी कराने के बाद अपनी पुरानी आदतों को नहीं बदलते तो फिर से मोटापे का शिकार हो सकते हैं। हालांकि लिपोसक्शन के बाद व्यक्ति हेल्दी लाइफस्टाइल व्यतीत नहीं कर पाता। सर्जरी कराने के बाद बचे हुए फैट सेल्स के बढ़ने की आशंका बनी रहती है। इस खतरे से बचने के लिए नियमित व्यायाम के साथ ही खान-पान पर कंट्रोल रखना चाहिए। यदि आप धूम्रपान करते हैं तो इससे भी दूर रहना होगा। अधिक वसा वाले खाने से फिर से चर्बी जमा हो सकती है।

लिपोसक्शन के दुष्परिणाम

सर्जरी वाले स्थान पर निशान होना

सर्जरी करवाने पर त्वचा पर गहरे निशान पड़ जाते हैं। यह निशान उस जगह पर पड़ते हैं, जहां से चर्बी को निकालने के लिए पाइप को अंदर डाला जाता है। वैसे तो यह निशान आकार में छोटा होता है, लेकिन फिर भी यह काफी गहरा होता है। यह बहुत जरूरी है कि अगर आप इस सर्जरी से गुजरे हैं तो आपको सूरज की किरणों से बचना होगा, वरना शरीर पर टैनिंग की वजह से यह निशान और भी ज्यादा डार्क हो जाएगा।

सूजन, चोट जैसे निशान व त्वचा का रंग बदलना

सर्जरी के बाद सर्जरी के टांके वाले स्थान पर सूजन व चोट का निशान आ जाता है तथा वहां की त्वचा का रंग भी बदल जाता है। यह ज्यादा खतरनाक नहीं होते, क्योंकि यह केवल कुछ दिनों या फिर कुछ हफ्तों के लिए ही शरीर पर रहते हैं।

डिंपल या गड्ढ़े पड़ना

यदि सावधानीपूर्वक सर्जरी नहीं की गई हो तो शरीर पर डिंपल या गड्ढे पड़ जाते हैं, जिन्हें फिर बाद में नॉन-सर्जिकल लिपोसक्शन विधि से ठीक किया जाता है।

जलन एवं त्वचा को क्षति

सर्जरी वाले स्थान पर स्थायी या अस्थायी सूनापन महसूस हो सकता है। अस्थायी तंत्रिका जलन भी संभव है, इसके अलावा वसा हटाने के लिए उपयोग की जाने वाले ट्यूब से त्वचा के नीचे क्षति स्थायी रूप से हो सकती है।

फैट एंबोलिज्म

ढीले वसा के टुकड़े टूटकर रक्त-वाहिकाओं में फंसकर फेफड़े में इकट्ठे हो सकते हैं या मस्तिष्क में जा सकते हैं। इस स्थिति को फैट एंबोलिज्म कहते हैं।

किडनी व दिल की समस्या

लिपोसक्शन सर्जरी के बाद त्वचा में संक्रमण भी हो सकता है। त्वचा में संक्रमण होने पर यह जीवन को खतरे में भी डाल सकता है। इसके अलावा इस सर्जरी के बाद किडनी व दिल की समस्या भी हो सकती है।

अन्य प्रभाव

लिपोसक्शन की सर्जरी के बाद के प्रतिकूल प्रभाव में कार्डियेक अरेस्ट, खून का जमना, अधिक ब्लीडिंग, एनर्जिक रिएक्शन व एनिस्थीसिया से ब्रेन डैमेज भी हो सकता है।

लिपोसक्शन से ये लोग दूर रहें

- 18 वर्ष से कम उम्र के लोग।
- गर्भवती और स्तनपान कराने वाली महिलाएं।
- ऐसी स्वास्थ्य समस्याओं से पीड़ित जिनके घाव भरने में समय लगता है।
- ऐसे लोग जो रक्त को पतला करने वाली दवा लेना बंद नहीं कर सकते।

❏

कीटोजेनिक डाइट से घटाएं मोटापा

कीटोजेनिक डाइट आज के समय में जो भी मोटापा कम करना चाहते हैं उनके बीच बहुत लोकप्रिय है। इस डाइट के माध्यम से किस प्रकार मोटापा कम होता है तथा यह कैसे काम करती है आदि प्रश्नों का विस्तारपूर्वक उत्तर आइए जानते हैं :—

क्या है कीटो डाइट?

कीटो डाइट को कीटोजेनिक डाइट, लो-कार्ब डाइट, लो-कार्ब हाई फैट डाइट आदि नाम से भी जानते हैं। नॉर्मल डाइट में प्रोटीन कार्ब हाई होता है, प्रोटीन काफी कम होता है और फैट मीडियम होता है, जिस कारण अधिकतर लोग अनहेल्दी रहते हैं। वहीं दूसरी ओर कीटो डाइट में सब कुछ उल्टा होता है। कीटोजेनिक या कीटो डाइट में कम कार्बोहाइड्रेट वाली चीजों को प्राथमिकता दी जाती है। इसमें कार्ब की मात्रा सबसे कम, फैट की मात्रा सबसे अधिक और प्रोटीन की मात्रा फैट और कार्ब के बीच होती है। कीटोजेनिक डाइट फैट, प्रोटीन और कार्बोहाइड्रेट का कॉम्बिनेशन है। इसमें 65-70 फीसदी फैट, 20-25 प्रतिशत प्रोटीन और

5 फीसदी कार्बोहाइड्रेट शामिल होता है। शरीर में जमा फैट से ऊर्जा हासिल की जाती है। इसे शरीर की जरूरत, लंबाई और वजन के अनुसार प्लान किया जाता है। कभी भी खुद से यह डाइट प्लान न करें, क्योंकि आहार विशेषज्ञ इसे प्लान करते समय कई फैक्टर ध्यान में रखते हैं।

कैसे हुई कीटोजेनिक डाइट की शुरुआत?

इसकी शुरुआत 1920 में मिर्गी के दौरों को कंट्रोल करने के लिए वैकल्पिक डाइट के तौर पर हुई थी। बाद में इसे मस्तिष्क से जुड़े दूसरे रोगों, जैसे—ऑटिज्म, पार्किंसंस डिसीज, अल्जाइमर और कैंसर के इलाज में प्रयोग किया गया और सकारात्मक परिणाम देखे गए।

यह डाइट कैसे काम करती है?

ज्यादातर डाइट प्लान में एनर्जी के लिए कार्बोहाइड्रेट ही सोर्स होता है, लेकिन कीटो डाइट में फैट ही एनर्जी देने का काम करता है। ऐसी स्थिति में जब व्यक्ति को एनर्जी की जरूरत होती है तो कार्बोहाइड्रेट न होने पर फैट काम आता है। इस तरह जिनका वजन ज्यादा है, उनमें एनर्जी की जरूरत होने पर शरीर जमा अतिरिक्त फैट का इस्तेमाल करता है जिससे वजन कम होता है।

कीटो डाइट कम कार्बोहाइड्रेट की डाइट के तौर पर जानी जाती है। इस डाइट की मदद से शरीर ऊर्जा के उत्पादन के लिए लीवर में कीटोन पैदा करता है। कीटो डाइट प्लान को कीटोजेनिक डाइट, लो कार्ब डाइट, फैट डाइट जैसे नामों से भी जाना जाता है। आमतौर पर जब आप ज्यादा कार्बोहाइड्रेट का खाना खाते हैं तो आपका शरीर ग्लूकोज और इंसुलिन का उत्पादन करता है और चूंकि आपका शरीर ग्लूकोज को प्राथमिक ऊर्जा के रूप में इस्तेमाल करता है तो इसलिए आपके खाने में मौजूद फैट आपका शरीर संग्रहित कर लेता है।

कीटो डायट में क्या नहीं खाना चाहिए?

कीटो डाइट में खाने वाली चीजों की अपेक्षा न खाने वाली चीजों की लिस्ट ज्यादा लंबी है। चीनी का इस्तेमाल भी बहुत कम मात्रा में करना चाहिए। फलों में सेब, केले और नारंगी का सेवन नहीं करना चाहिए। वहीं आलू और जिमीकंद का इस्तेमाल नहीं करने के लिए भी कहा जाता है। इसमें आप फल (सेब, केला, पाइनएप्पल, संतरा, मौसमी, अंगूर यानी कुछ भी), आलू, ब्रेड, दाल, चने, गेहूं, शुगर, दही, दूध आदि में से कुछ भी नहीं खा सकते, क्योंकि इनमें काफी मात्रा में कार्बोहाइड्रेट पाया जाता है।

कीटो डाइट में क्या खाना चाहिए?

आप अगर मांसाहारी हैं तो कीटो डाइट में मछली, मटन, चिकन और अंडे का सेवन कर सकते हैं। वहीं शाकाहारी लोगों को पत्तेदार साग जैसे पालक और मेथी का खूब सेवन करना चाहिए। वहीं ब्रोकली, फूलगोभी को भी अपने डाइट चार्ट में जरूर शामिल करना चाहिए। इसके अलावा फैट के लिए पनीर, उच्च वसायुक्त क्रीम और मक्खन का इस्तेमाल करना चाहिए। वहीं अखरोट, सूरजमुखी के बीज, नारियल तेल, उच्च वसा वाले सलाद का इस्तेमाल आपके लिए फायदेमंद होता है।

कीटो डाइट के फायदे

कोलेस्ट्रॉल

कीटो डाइट ट्राइग्लिसराइड के लेवल में सुधार करता है और कोलेस्ट्रॉल के लेवल को भी सुधार सकता है।

वजन कम

आपकी बॉडी शरीर के स्टोर्ड फैट को बर्न करती है, जिससे आपके फैट सेल्स में कमी आती है और आपका वजन कम होने लगता है।

ब्लड शुगर

ये डाइट समय के साथ शुरू कोलेस्ट्रॉल की कमी और टाइप-2 डायबिटीज जैसी बीमारियों को खत्म कर सकती है।

एनर्जी

इस डाइट से आपको बेहतर एनर्जी मिलती है। आप इस दौरान अधिक एनर्जेटिक फील करते हैं और आपको तो पता ही होगा कि एनर्जी के रूप में फैट कण सबसे अधिक एनर्जी देते हैं।

भूख कम लगना

कीटो डाइट करने के कुछ समय बाद ही व्यक्ति को कम भूख लगने लगती है।

मुंहासे

कीटोजेनिक आहार मुंहासों इत्यादि जैसे त्वचा संक्रमण को दूर कर हमारे शरीर की त्वचा को पूर्ण रूप से सुंदर बनाने में मददगार है।

हृदय रोगों में

कीटोजेनिक आहार हृदय रोगों को बढ़ावा देने वाली शारीरिक परिस्थितियों, जैसे— रक्तचाप, रक्त शर्करा, वसा और खराब कोलेस्ट्राल जैसे जोखिमों में सुधार करने के लिए प्रभावी पाया जाता है। अत: यह हृदय रोगों से रक्षा करने में सक्षम है।

मानसिक एकाग्रता बढ़ाने में

कीटो डाइट मस्तिष्क को भरपूर ऊर्जा प्रदान करने का सबसे अच्छा स्रोत है। उच्च गुणवत्ता वाले वसायुक्त और लो-कार्ब्स आहार हमारे दिमाग की फोकस क्षमता और एकाग्रता को बढ़ाने के लिए पूर्णत: उपयुक्त हैं, साथ ही यह अल्जाइमर, पार्किंसंस और मिर्गी जैसे रोगों के लक्षणों में भी सुधार करता है।

कीटो डाइट के नुकसान

खराब पाचन तंत्र

कीटो डाइट का नुकसान यह है कि इसमें आपके शरीर को फाइबर और कार्बोहाइड्रेट नहीं मिलता, जिससे पाचन तंत्र खराब हो जाता है। इससे आपको पाचन संबंधी समस्याएं, जैसे-कब्ज, एसिडिटी आदि होने लगती है।

शरीर में ऐंठन

इससे शरीर की मांसपेशियों में अकड़न, ऐंठन, खिंचाव और थकान जैसी समस्या हो सकती है, जिसका प्रमुख कारण इलेक्ट्रोलाइट में गड़बड़ी होना है। कार्बोहाइड्रेट की कमी से यह समस्या हो सकती है। यह आमतौर पर सुबह और शाम को अधिक होती है।

घबराहट या दिल की धड़कन असामान्य होना

इस डाइट को लेते समय घबराहट, सांस लेने में परेशानी या दिल की धड़कन असामान्य होना जैसी परेशानियां भी होती हैं, लेकिन यह सामान्य बात है। इसलिए परेशान न हों। ऐसी स्थिति हो तो अधिक-से-अधिक पानी पिएं और नमक खाएं।

सुस्ती और थकान होना

इस डाइट को जब आप शुरू करते हैं, शरीर को इसकी आदत नहीं होती, अतः सुस्ती और थकान का अनुभव होना आम बात है। कुछ समय बाद जब आपका शरीर इसका आदि होता है, तब आप सामान्य अनुभव करते हैं।

विटामिन की कमी

कीटो डाइट में आपको भूख कम लगती है, विभिन्न पोषक तत्त्वों की कमी भी हो सकती है। कई मामलों में कीटो डाइट के चलते शरीर में विटामिंस की कमी सामने आती है।

सिरदर्द व जी मिचलाना

सिरदर्द, जी मिचलाना, भारीपन लगना या उल्टी जैसा मन होना कीटो डाइट के साइड इफेक्ट्स हो सकते हैं।

कीटो डाइट में आपको सबसे ज्यादा ध्यान खाने का ही रखना होता है, क्योंकि यदि आप बीच में कुछ गलत खा लेते हैं तो आप कीटोसिस से बाहर आ सकते हैं। इस डाइट में आपको वहीं चीजें खानी हैं जिसमें हाई फैट और लो कार्ब हो और मीडियम प्रोटीन हो। किसी प्रशिक्षक की सलाह व देखरेख में ही इसको करें।

❐

॥ लेखक परिचय ॥

विलक्षण एवं विभिन्न प्रतिभाओं के धनी शशिकांत 'सदैव' अपने व्यक्तित्व एवं विभिन्न कार्यों के लिए पहचाने जाते हैं। किसी के लिए आप एक संपादक-पत्रकार हैं, तो किसी के लिए लेखक, कवि-शायर। कोई आपको आपकी प्रकाशित पुस्तकों के माध्यम से जानता है, तो कोई टी.वी. पर मेहमान विशेषज्ञ के रूप में पहचानता है। आप एक प्रेरक वक्ता होने के साथ-साथ ध्यान के कुशल प्रशिक्षक भी हैं। फिर वह वर्कशॉप के रूप में हो या प्रवचन के रूप में, आपके वक्तव्य स्कूल, कॉलेज, कॉर्पोरेट सेक्टर, मंदिर-आश्रम एवं धार्मिक तथा गैर सरकारी संस्थाओं आदि में होते ही रहते हैं। आप सत्रह वर्षों तक 'डायमंड पॉकेट बुक्स' द्वारा प्रकाशित मासिक पत्रिका 'साधना पथ' में संपादक व गृहलक्ष्मी में, सलाहकार संपादक के रूप में अपनी सेवाएं दे चुके हैं। इससे पूर्व, आप दो वर्षों तक अपनी सेवाएं 'Indiatimes.com' में भी दे चुके हैं। विश्व भर के नामी पत्र/पत्रिकाओं में आपके आलेख, स्तंभ, ग़ज़ल व कविताएं आदि प्रकाशित होते रहते हैं। इतना ही नहीं विभिन्न विषयों पर अब तक आपकी तीन दर्जन से भी अधिक पुस्तकें प्रकाशित हो चुकी हैं।

प्रकाशित पुस्तकें

व्यक्तित्व विकास एवं आत्म रूपांतरण

सब संभव है, अच्छा इंसान सफल विजेता कैसे बने ?, मैनेजमेंट के मूल मंत्र, व्यक्तित्व निखारें भविष्य सुधारें, मन चाही सफलता पाएं अपनी एकाग्र क्षमता बढ़ाएं, स्वयं को और दूसरों को पहचानने की कला, सीखें जीवन जीने की कला।

ओशो

कौन है ओशो ?, मैं क्यों आया था-ओशो ?, ओशो की जीवन यात्रा, ओशो के बाद का विवाद, ओशो का योगदान, ओशो पर लगे आरोप और उनकी सच्चाई, प्रसिद्ध हस्तियों और बुद्धिजीवियों की नज़र में ओशो।

धर्म-अध्यात्म

कौन है गुरु ?, गुरु का महत्त्व ?, ध्यान एक मात्र समाधान, इश्क की खुशबू है सूफ़ी, आधुनिक संतों की आध्यात्मिक यात्रा, व्रत-उपवास का आध्यात्मिक एवं मनोवैज्ञानिक महत्त्व, युगपुरुष महर्षि दयानंद सरस्वती, भारत के प्रसिद्द मंदिर, भारत के प्रसिद्द तीर्थ और धाम, पर्वों का महापर्व-दीपावली, संपादित पुस्तकें-धन और सुख-समृद्धि की देवी लक्ष्मी, दुर्गा एवं नवरात्र की महिमा एवं महत्त्व।

स्वास्थ्य एवं आरोग्यता

सिरदर्द और माइग्रेन से मुक्ति, ऐसे पाएं मोटापे से मुक्ति, करें योग रहें निरोग, तनाव मुक्ति के सरल उपाय, आहार से करें उपचार, आपका आहार स्वास्थ्य का आधार।

काव्य एवं ग़ज़ल संग्रह

तेरे साथ की आदत, स्त्री की कुछ अनकही, दर्द की कतरन, दर्द के इर्द-गिर्द, रिसता हुआ दर्द।
काव्य संकलन- इंद्रधनुष रचते हस्ताक्षर, दस्तक नई पीढ़ी की।

समाज व समसामयिक

कुल का कल हैं बेटियां, गाय, गंगा, गौरी है हमारी जिम्मेदारी, नयी स्त्री की पुरानी कहानी।

पत्र-पत्रिकाओं में प्रकाशित लेख व स्तंभ

नवभारत टाइम्स, हैलो दिल्ली, दैनिक हिन्दुस्तान, पंजाब केसरी, दैनिक जागरण, दैनिक भास्कर, अमर उजाला, जागरण सिटी प्लस, गगनांचल आज समाज, तथास्तु, वेल बीइंग, साधना पथ, गृहलक्ष्मी, ओशो वर्ल्ड, हिन्दी जगत, कादंबिनी, वूमेन ऑन टॉप, मेरी तुलसी, प्रवासी टुडे, ज्ञानोदय, शुक्रवार, इंडिया न्यूज, यथावत, मेरी तुलसी, संपादक, गृहनंदनी, फ्यूचर समाचार, सुख-समृद्धि, कुमुदम भक्ति, समय सारांश, गुरुजी, कलियों को खिलने दो तथा इंडिया टाइम्स एवं फैब वुमैन डॉट कॉम आदि कई अन्य क्षेत्रीय पत्र-पत्रिकाओं में प्रकाशन।

टी.वी. चैनलों एवं रेडियो पर उपस्थिति

दूरदर्शन, इंडिया न्यूज, सहारा समय, साधना, प्रज्ञा, सुदर्शन, ए टू जेड, वी.आई.पी. एवं जैन टी.वी. तथा एफ.एम. रेनबो एवं मानव रचना रेडियो।

सम्मान

गौरव भाषा वाणी सम्मान 2011 (इंद्रप्रस्थ साहित्य भारती-दिल्ली), साहित्यकार सम्मान 2010 (ब्रज कला केंद्र-मथुरा), साहित्यकार सम्मान 2009, (स्वामी नेकश्याम स्मृति-वृंदावन)।